AF401237

DES ÉTATS PRIMITIFS

DE

LA MÉDECINE

DOCTEUR A. BOUCHINET

Des Etats primitifs

DE

LA MÉDECINE

PARIS

GEORGES CARRÉ, ÉDITEUR

58, RUE SAINT-ANDRÉ-DES-ARTS

—

1891

C'est une tradition de saluer, au début de sa thèse inaugurale, les maîtres à qui l'on doit tout ce qu'on a pu acquérir de connaissances au cours de ses études. Je m'y conforme avec un grand plaisir. J'adresserai d'abord tous mes remerciements à M. le professeur Laboulbène qui a bien voulu accepter la présidence de cette thèse ; puis à M. Lailler, mon premier maître dans les hôpitaux, près de qui l'on se fait une si haute idée des devoirs du médecin ; à M. Legroux, à M. Bar, à M. Duguet, à la fois pour leur enseignement et pour leur bienveillance. — Un hasard administratif m'a fait l'élève de M. Hanot durant un mois qui compte pour plusieurs dans mes années d'études. Qu'il me permette de le remercier ici, ainsi que M. Falret et M. Seglas, et M. du Castel, dans le service de qui j'ai fait un séjour si agréable, dont la brièveté m'a laissé un souvenir plein de regrets.

Enfin, je tiens à remercier à part M. Lecorché et M. Troisier. Je vous dois, mes chers maîtres, plus qu'une reconnaissance d'élève, pour toutes les bontés que vous avez eues pour moi. Permettez-moi de vous exprimer ici, du fond du cœur, mon très grand et très sincère attachement.

DES ÉTATS PRIMITIFS

DE LA MÉDECINE

INTRODUCTION

Il est intéressant, pour certains esprits, de retrouver sous les grandes manifestations de l'activité humaine les premières tendances d'où elles sont nées. On a recherché dans les coutumes des tribus primitives encore nomades qui commençaient à se grouper en peuplades sédentaires, l'origine des sociétés modernes et le point de départ de leur organisation si compliquée. Cette recherche, je voudrais l'essayer ici pour la médecine. C'est une sorte d'introduction à son histoire que je me propose, ayant dessein de m'enfermer strictement dans sa phase primitive préscientifique.

Les sciences et les arts sont constitués aujourd'hui en groupes très divers et nettement séparés entre eux, ayant chacun de longues traditions, mais tous vont aboutir à une origine commune; tous existaient en puissance dans les cerveaux des premiers hommes à l'état d'aspirations plus ou moins obscures. C'est en se développant qu'ils se

sont multipliés et différenciés. La médecine est issue
de ce fond commun, avec tous les autres sciences et arts.

Les historiens en général passent très vite sur cette
période confuse où les hommes devant la maladie n'a-
vaient pour se défendre que l'instinct de conservation et
le désir de se guérir. Dans l'examen plus ou moins rapide
des peuples primitifs, ils recherchent tout ce qui peut se
constituer en corps de doctrine ou de croyance ; ils indiquent le total de leurs connaissances ou de leurs erreurs.
Ces doctrines même entièrement fausses, mais ordon-
nées, sont déjà des essais de science ; et il y a moins loin
entre des doctrines réfléchies et scientifiques et un arrangement quelconque d'erreurs, de croyances, qu'entre
cet arrangement et des peurs superstitieuses sans liens,
des pratiques incohérentes de sorcellerie.

Evidemment dans ces périodes toute sombres, sans
documents, sans preuves, on ne peut que faire et dis-
cuter des conjectures. C'est ce qu'il y a de conjectural
et d'incertain dans ces jugements qui en fait tout l'intérêt.

Avant d'aborder mon sujet je dois bien établir mon
point de départ, c'est-à-dire l'idée générale que je me fais
de la médecine actuelle. On a discuté beaucoup pour en
donner une définition. C'était un art pour les uns, une
science pour les autres. Je crois qu'aujourd'hui la médecine a pris rang définitivement parmi les sciences.

Tout d'abord il y a deux points de vue bien différents.
Il y a le côté scientifique pur et le côté professionnel ;
les sciences médicales et la pratique médicale, si l'on
veut : l'art de guérir.

On ne peut plus je crois restreindre la médecine à ce dernier rôle seul. La médecine comprend tout ce qui s'enseigne sous ce nom dans les Facultés, c'est-à-dire les diverses sciences qui ont pour objet : la vie. La pathologie n'est que l'étude de la vie dans ses manifestations accidentelles, comme la physiologie normale l'étude de la vie dans son cours régulier. Depuis la chimie biologique s'appliquant aux phénomènes intimes et élémentaires, jusqu'à la physiologie cérébrale s'appliquant à des phénomènes complexes, toutes les sciences de la vie à des degrés divers constituent la médecine. Qu'on y ajoute la thérapeutique, c'est-à-dire l'étude d'agents physiques et chimiques déterminés, de leur action sur l'organisme sain ou malade et je crois qu'on aura l'ensemble des sciences médicales.

C'est dans ce siècle que l'esprit des sciences expérimentales s'est nettement dégagé. Autrefois les savants recherchaient l'évidence, la certitude absolue. C'étaient des doctrinaires et des mathématiciens : l'autorité ou les démonstrations logiques. L'incertitude qui domine tout dans les sciences d'observation extérieure gênait beaucoup ces esprits. J'imagine que c'est précisément ce besoin de certitude mathématique où l'on ne peut, sans la dénaturer, réduire la médecine, qui la faisait placer à part en même temps qu'il en rendait les progrès difficiles. Quels médecins devaient faire des gens qui ne savaient pas douter !

Il fallait des hommes de talent, de hautes personnalités pour avancer d'un pas. Chacun d'eux étant obligé de réinventer sa méthode et de frayer sa route, il laissait ses connaissances acquises et ses erreurs. Les disciples prenaient tout en bloc ne sachant contrôler, et s'égaraient croyant suivre. La médecine restait stationnaire, quelquefois rétrogradait jusqu'à ce qu'un nouveau grand homme reparût qui laissait quelques vérités après lui, mais emportait encore le moyen d'en trouver d'autres, le fil conducteur, la méthode. Celle-ci se rompait et se renouait à longs intervalles. C'est à notre siècle, et parmi tous à Claude Bernard, qu'appartient l'honneur de l'avoir établie d'une façon définitive et pratique. La méthode expérimentale est fixée aujourd'hui ; les maîtres en disparaissant laissent aux mains de ceux qui les suivent non plus seulement les résultats de leurs travaux, mais l'outil qu'ils maniaient eux-mêmes ; et tous les laborieux, quels qu'ils soient, peuvent se mettre à la besogne, en bons ouvriers, avec d'utiles efforts.

La méthode expérimentale n'a pas agi uniquement sur les sciences de la médecine mais aussi sur la pratique qu'elle a modifiée.

Trousseau, qui faisait de l'Art de guérir toute la médecine, pensait qu'elle était un art comme la peinture.

Les sciences étaient pour lui utiles mais accessoires : tout était dans le tact médical, dans la personnalité. Le médecin était un artiste. Claude Bernard, discutant cette question, conclut ainsi :

« Le médecin ne peut être raisonnablement qu'un savant ou en attendant un empirique. L'empirisme qui au fond veut dire expérience — εμπειρια — n'est que l'expérience inconsciente et non raisonnée, acquise par l'observation journalière des faits d'où naît la méthode expérimentale elle-même... Le médecin empirique doit tendre à la science, car si, dans la pratique, il se détermine souvent d'après le sentiment d'une expérience inconsciente, il doit toujours au moins se diriger d'après une induction fondée sur une instruction médicale aussi solide que possible. En un mot il n'y a pas d'artiste médecin parce qu'il ne peut y avoir d'œuvre d'Art médical. »

Il n'en est pas moins vrai qu'il y a dans la pratique un grand rôle de tact, d'habileté personnelle. Mais la tendance de la médecine en progressant est précisément de réduire ce rôle, à mesure qu'elle gagne en certitude et en rigueur.

Il y a deux choses dans la pratique médicale, d'abord reconnaître les maladies, puis les traiter. Ces deux points relèvent de procédés scientifiques. Le diagnostic n'est en somme qu'un problème à résoudre, les symptômes n'en sont que les termes. La recherche et la notation de ces symptômes deviennent de plus en plus précises, les moyens d'investigations au lit des malades de plus en plus méthodiques et plus exacts.

Autrefois diagnostiquer une maladie c'était classer un ensemble de symptômes à sa place dans le cadre nosologique. Aujourd'hui la question, je crois, se pose et se résout autrement. Le médecin réunit et coordonne tous les signes qu'il a pu découvrir. Avec ces données, il doit établir quelles sont les lésions expliquant ces divers signes, lésions qu'il découvrirait à l'autopsie. Cela est bien différent du fait d'assigner simplement une place dans une classification nécessairement arbitraire, à un groupe de symptômes unis ensemble par habitude et tradition. Il s'agit de reconnaître la cause prochaine et déterminante des troubles observés. C'est le pur esprit de la méthode expérimentale. Le nombre des affections *sine materia* diminue de jour en jour. Et si l'on est encore réduit à donner un nom à de simples groupes de symptômes, sans substratum connu, au lieu de les comprendre sous le nom d'une lésion causale, du moins, n'accorde-t-on plus qu'une valeur relative et provisoire aux diagnostics de ce genre. Les doctrines microbiennes, qui ont en quelque sorte renouvelé la médecine, procèdent des sciences pures. Avec cette immense découverte, la pratique médicale, influencée dans les diverses opérations : diagnostic, pronostic et traitement, entre nettement dans une voie scientifique. Elle emprunte en bien des cas, aux données certaines de la microbiologie, la rigueur simple d'une règle qu'on applique.

Que la médecine professionnelle n'atteigne pas à la précision parfaite, il n'en ressort pas moins qu'elle progresse dans ce sens. Sans doute elle ne sera jamais une science proprement dite, en elle-même, mais elle est déjà et restera d'ordre tout scientifique. On ne peut la séparer absolument des sciences médicales pures dont elle n'est que l'application. Ces deux côtés de la médecine se pénètrent aujourd'hui. Cette application, au lieu d'être livrée au hasard du génie particulier du praticien, se fera de jour en jour plus impersonnelle, plus réglementée, selon des principes mieux déterminés ; et l'Art de guérir deviendra, ce qu'il est déjà en partie, une vraie science appliquée.

En résumé, aujourd'hui, la médecine toute entière, dans ses sciences et dans son art, ne s'inspire que de l'esprit scientifique.

Les sciences quelles qu'elles soient ont une nature commune et peuvent toutes se ramener à un même besoin intellectuel. Ce sont des curiosités d'esprit. Toute science n'est qu'un désir de connaître qui cherche à se satisfaire, en dehors de toute autre considération. C'est en somme un plaisir spécial, mais un plaisir pur. La science vraie n'a de but qu'elle même ; elle n'est ni utilitaire ni sentimentale ; elle n'a pas souci des applications qu'on peut faire de ses travaux.

L'esprit humain se pose incessamment devant tous les phénomènes des questions sans réponse ; gêné dans ses besoins de comprendre, il cherche cette réponse, interroge les faits, amasse des connaissances uniquement pour contenter sa curiosité, pour se délivrer de la gêne qu'il ressent devant l'inconnu, et pour la joie de la découverte. Et comme à mesure qu'il acquiert des vérités nouvelles, d'autres recherches s'imposent, comme chaque question résolue montre de nouveaux problèmes, sa curiosité est toujours insatisfaite et la science indéfiniment en marche. Elle a des buts prochains, des étapes précises, mais elle ne peut avouer de but définitif, un, distinct et accessible. Sa nature toute humaine est d'être progressive sans espoir d'une halte dernière, d'une conclusion possible qui serait la négation de toute science.

La médecine est aujourd'hui à un degré particulier de cette évolution infinie. Tout ce qu'il y a en elle de sciences pures vient d'une curiosité intellectuelle indépendante de toute intention de guérir, de changer quoi que ce soit à la marche naturelle des phénomènes physiologiques ou pathologiques. C'est en dernière analyse le plaisir d'esprit, particulier et scientifique de voir, de regarder, de connaître et de comprendre.

La pratique est bien différente. La science n'est plus qu'un moyen : le but est de guérir. Il y a au fond non plus un mobile intellectuel, mais un mobile de cœur, un sentiment. Ce mobile sentimental était le seul à l'origine. Un peu de réflexion suffit pour se convaincre que les premiers hommes n'ont pas considéré les malades pour rechercher les causes et l'essence du mal. Tout le monde s'accorde sur ce point. — « La première tendance de la médecine qui dérive des bons sentiments de l'homme, dit Cl. Bernard, est de porter secours à son semblable quand il souffre et de le soulager par des remèdes ou par un moyen moral ou religieux » ; — et ailleurs citant Balglivi : — « La médecine est née du besoin : c'est-à-dire que dès qu'il a existé un malade on lui a porté secours et l'on a cherché à le guérir ! »

Que la compassion et la pitié aient été absolument primitives je ne le crois pas ; mais il est certain que la médecine originelle est purement sentimentale. C'est précisément cette phase primitive, avant toute espèce de science, que je me propose d'étudier, dans son développement : Comment la médecine, sortie d'une telle origine, devint rationnelle, et si elle puisa en elle-même par sa propre évolution son caractère scientifique ou si elle emprunta ce caractère autour d'elle à des spéculations étrangères? — Dès que la médecine commencera à s'engager dans une voie de science, je serai au bout de ma tâche.

Je diviserai ce travail en six parties traitant les points suivants :

1° Recherche chez les animaux d'un instinct qui les porte à se soigner eux-mêmes et plus rarement à se secourir entre eux ; germe de ce qui deviendra la médecine sentimentale chez l'homme.

2° Le sentiment des premiers hommes devant la maladie. L'union inséparable des idées médicales et des idées religieuses, chez les tribus sauvages actuelles et chez les anciens peuples.

3° Le Fétichisme. Traitement prophylactique et traitement curatif. La part prépondérante des croyances sur l'empirisme naissant, chez les sauvages et les anciens.

4° Caractère spécial de la primitive chirurgie. Traitement empirique et non religieux des fractures et des plaies.

5° Des premiers médecins, Féticheurs, Devins, Prêtres ; leur recrutement ; leur caractère ; leur situation.

6° Croyances religieuses et théories médicales. Séparation des diverses sciences et de la Médecine dans l'antiquité. La Médecine en Grèce et les Philosophes. Introduction de l'esprit scientifique dans la Médecine.

Conclusion.

I

INSTINCT QUI PORTE LES ANIMAUX MALADES A SE SOIGNER EUX-MÊMES. — COMPASSION ET ASSISTANCE DES ANIMAUX ENVERS LEURS AMIS MALADES OU BLESSÉS. — GERME DE LA MÉDECINE SENTIMENTALE.

La médecine à l'origine ne repose que sur des sentiments émotionnels. Les animaux étant capables d'émotions, l'idée d'en rechercher chez eux les premiers germes m'a paru logique et intéressante.

Il faut distinguer deux cas: celui où le malade cherche lui-même à se soulager; celui où l'individu sain ou guéri donne ses soins à son semblable malade ou blessé. Dans le premier cas c'est un acte purement instinctif bien souvent et il est tout simple de le rencontrer chez les animaux; ainsi les cerfs, les sangliers forcés dans les chasses à courre, les chiens fourbus recherchent l'eau fraîche pour s'y baigner. C'est un fait bien connu des chasseurs. Il est aussi d'observation vulgaire que certains animaux domestiques se soignent eux-mêmes. Les chiens, les chats blessés lèchent leur plaie. Les paysans et les chasseurs affirment qu'ils se purgent en mangeant des herbes qu'ils choisissent. Raspail cite ce fait comme certain dans l'introduction de son *Histoire naturelle de la santé et de la maladie chez les animaux et les végétaux.*

Tout cela en somme n'est que la recherche instinctive d'un soulagement immédiat. Si le chien et le chat mangent de l'herbe ce ne doit être que pour satisfaire un appétit momentané; le bain frais que prennent les animaux fatigués s'explique de même. Les éléphants, étendus au soleil, se sentant le dos brûlé, se couvrent d'herbe fraîche qu'ils prennent avec leur trompe. Voici un fait de même ordre plus singulier; il est rapporté par Romanes d'après M. G. E. Péal.

Un éléphant avait à l'aisselle gauche une sangsue d'éléphant longue de six pouces, qui le piquait. L'animal arrachait et cassait des piquets de bambou de la palissade qui l'enfermait, essayait avec ses dents la dureté des morceaux, qu'il rejetait, jusqu'à ce qu'il en jugea un convenable. Alors l'ayant pris dans sa trompe, il se gratta sous l'aisselle et décrocha la sangsue. — Ces faits, paraît-il, ne sont pas exceptionnels. Il s'agit en somme d'un véritable instrument.

Voici un exemple d'un autre ordre. Il a trait aux oiseaux de mer blessés qui restent dans l'eau salée. Il ne s'agit pas des plongeurs dont le séjour sur les vagues n'est qu'un moyen de fuir. Ce sont des oiseaux qui baignent leur plaie dans l'eau de mer, et leur persistance, malgré la cuisson que doit leur causer le sel, semble intentionnelle. Ils provoquent eux-mêmes, dans le moment, un surcroît de douleur, pour un soulagement futur.

Le second point est plus surprenant, les faits sont plus

rares ; c'est le secours porté par des animaux à d'autres. En général, les animaux blessés ou malades sont attaqués et tués par les autres plus forts. C'est un fait commun et vérifiable toujours parmi les animaux domestiques. La plupart des grands oiseaux, dès qu'ils voient un des leurs blessé, se précipitent et l'achèvent. En somme, le plus souvent le meilleur traitement est l'abandon complet. Cependant il y a à cela nombre d'exceptions. Un chasseur, à la complaisance de qui je dois les renseignements précédents par l'entremise de mon ami Dufournier, interne des hôpitaux, affirme que certaines espèces d'oiseaux, les pluviers, les vanneaux, les hirondelles de mer, entourent ceux d'entre eux qui sont blessés et cherchent à leur faire reprendre leur vol, ne les abandonnant pas même sous les coups de fusil.

De nombreux témoignages d'observateurs établissent d'ailleurs ces faits. D'après M. Oustalet, les hirondelles sont animées « d'un esprit de solidarité qui les porte à venir au secours de leurs compagnes blessées ou captives ». Cela ne se borne pas aux hirondelles. Romanes, auquel j'emprunte les exemples qui vont suivre, dit expressément que la plupart des espèces sociales d'oiseaux manifestent leur sympathie quand l'un d'eux est blessé. Les freux, selon Jessé, qui évitent en temps ordinaire les hommes armés de fusil, et qui sentent l'odeur de la poudre, si l'un des leurs est abattu par un chasseur, s'empressent autour de lui, le frôlent dans leur vol, et cherchent à lui venir en aide, cela malgré les coups de feu. Voici une observation personnelle du naturaliste Edward. Il avait d'un coup de fusil cassé l'aile d'un sterne. Celui-ci tombe sur l'eau, et ses compagnons volent autour de lui. Edward voulut aller chercher son gibier. « Deux de ses compagnons, dit-il, avaient saisi le blessé chacun par une aile et l'emportaient au large. Au bout de six à sept minutes ils le déposèrent doucement sur l'eau et deux autres qui les avaient suivis l'enlevèrent à leur tour. Se succédant ainsi ils parvinrent à le transporter sur un rocher assez éloigné. Je me dirigeai de ce côté, mais les sternes m'épiaient et je les vis emporter le blessé plus loin. »

Un des secours les plus fréquents des animaux envers leurs malades, consiste à leur porter des aliments. C'est avec des manifestations affectueuses, à peu près le seul remède effectif qui soit en leur pouvoir.

D'après Clavigero, les Mexicains se servent de cet instinct pour se procurer du poisson. Ils attachent un pélican et lui cassent une aile. Au cri du captif, ses camarades viennent et rendent le poisson dont leur estomac et leur poche sont remplis, à portée du blessé. Le Dr Franklin rapporte le fait suivant qu'il a observé lui-même :

Deux perroquets vivaient ensemble depuis quatre ans. La femelle fut prise de symptômes goutteux, maladie à laquelle ces oiseaux sont sujets en Angleterre. Elle ne pouvait ni descendre de son perchoir ni prendre sa nourriture, mais le mâle la lui portait fidèlement dans son bec. Pendant quatre mois il se fit ainsi son nourricier. Bientôt sa compagne, plus infirme, fut réduite à s'accroupir au fond de sa cage d'où elle faisait de vains efforts pour remonter. Le mâle ne la quittait pas et l'aidait de toutes ses forces, la prenait par le bec et par le bout de l'aile. Il l'entoura de soins infatigables, essayant de la soulager. A son agonie, il tentait de lui ouvrir le bec pour lui donner des aliments.

Chez les ruminants, je n'ai guère trouvé d'exemples nets de soins effectifs envers les malades ou les blessés ; en revanche les marques d'affection sont évidentes et nombreuses. Ils témoignent du désir de secourir des amis affligés. Tels les chiens, les chats, les rats, les éléphants. Je citerai un fait touchant ces derniers animaux. Un éléphant moribond était tombé ; on lui avait passé une chaîne au cou au moyen de laquelle on voulut le faire traîner par un autre éléphant. Celui-ci manifesta d'abord son émotion en voyant son compagnon étendu ; à ses premiers efforts de traction, le malade poussa des cris de douleur ; il s'arrêta aussitôt, se retourna et immédiatement enleva avec sa trompe et ses pieds de devant la chaîne que le malade avait au cou.

Les singes, les gibbons notamment, sont pleins de sympathie pour les blessés et leur portent assistance. Voici quelques faits.

Un gibbon en tombant se démit le poignet. Il est entouré de ses camarades qui cherchent par des caresses à le soulager. Une vieille femelle s'attache à lui pour le soigner, et chaque jour lui donne une partie de sa propre nourriture, ne voulant pas manger avant le malade.

Le capitaine Hugh Crow rapporte ceci : Un petit singe très aimé de ses camarades tombe malade. Les autres, pendant sa maladie, le prenaient et le serraient dans leurs bras en pleurant. Ils se dérobaient mutuellement des friandises pour les lui porter.

Un dernier fait relatif aux singes observé par Romanes :

Un babouin, mordu par un cynocéphale, fut secouru par un autre babouin son compagnon. Les soins étaient de purs sentiments d'affection. Le babouin prit le blessé dans ses bras ; celui-ci qui criait, apaisa ses gémissements dès qu'il fut dans les bras de l'autre.

Je ne doute pas qu'on ne trouverait chez les animaux supérieurs des faits plus probants encore, si la vie intime ordinaire des grands singes était mieux connue.

Parmi les vertébrés inférieurs, il y a des mâles qui accouchent leurs femelles. Je les rappelle ici quoique ce soit là une fonction instinctive plutôt qu'un acte accidentel, provoqué par des circonstances.

D'après M. Carbonnier, le mâle du poisson télescope (variété du carassius auratus) accouche la femelle. Cet observateur vit trois mâles poursuivre une femelle pleine, la rouler comme une boule sur une longueur de plusieurs mètres et continuer ainsi sans interruption pendant deux jours jusqu'à la sortie des œufs.

Un crapaud (Bufo obstetricans) accouche sa femelle en détachant le fil gélatineux qui retient ses œufs.

J'ai gardé pour la fin de ce chapitre sur l'assistance que les animaux prêtent aux blessés et aux malades, tout ce qui a trait aux fourmis, à cause des études précises faites sur ces insectes, et de l'intérêt particulier qui s'en dégage.

D'après Forel, si des fourmis sont légèrement blessées ou indisposées, leurs compagnes prennent soin d'elles ; si au contraire leur blessure ou leur maladie est grave, elles sont portées hors de la fourmilière et abandonnées. Latreille rapporte le fait suivant : j'arrachai, dit-il, les antennes à plusieurs fourmis fauves ouvrières, auprès du nid desquelles je me trouvais. Aussitôt ces petits animaux mutilés tombaient dans un état d'ivresse ou une espèce de folie. Ils erraient çà et là, ne reconnaissant plus leur chemin. Quelques autres fourmis s'en approchèrent, portèrent leur langue sur leurs blessures et y laissèrent tomber une goutte de liqueur. Cet acte de sensibilité se renouvela plusieurs fois. Latreille observait à la loupe.

Jamais, dit M. de Saint-Fargeau, une fourmi n'en rencontre une de son espèce blessée, sans l'enlever et la transporter à la fourmilière.

Lubbock, chez qui je puise tous ces renseignements, conteste d'une façon formelle cette dernière assertion si générale. Il existe, dit-il, des différences non seulement d'espèces à espèces, mais des différences individuelles dans une même espèce. Bien souvent, il a été surpris du peu d'assistance que se prêtent les fourmis dans bien des cas : dans le cas d'attaque d'un ennemi, ou d'accidents. Des fourmis engluées dans du miel, noyées, sont absolument abandonnées par leurs compagnes indifférentes. Cependant parmi beaucoup d'expériences négatives, les faits certains et constatés demeurent acquis : voici quelques-uns de ces faits.

« J'immergeai une fourmi pendant une heure et la plaçai sur le même papier que les précédentes. Une fourmi marquée passa douze fois; trois autres vinrent aussi toujours sans se soucier d'elle. Par contre une quatrième la prit et la porta au nid. »

Dans une autre expérience : « les fourmis marquées

passèrent deux fois après quoi elles ne revinrent plus. Aussitôt après il en vint une autre qui, prenant la noyée, la porta au nid ».

Le même auteur rapporte des faits plus nets encore de soins compatissants. Il s'agit d'une fourmi née sans antennes. Elle semblait ne jamais quitter le nid. Un jour, étant dehors, toute désorientée, elle est attaquée par des fourmis ennemies. Grièvement blessée, elle restait gisante et sans mouvement, lorsqu'une fourmi du même nid, une F. fusca passa. « Elle examina attentivement la pauvre malade, la prit tendrement et la porta à la fourmilière ».

Une autre observation se rapporte à une fourmi, de même espèce, F. fusca, incapable de se mouvoir et de prendre elle-même sa nourriture. Elle avait les pattes crispées et les antennes roulées en spirale. « Plusieurs fois, dit l'auteur, j'essayai de découvrir la partie du nid où elle se trouvait, chaque fois les autres la portèrent dans un endroit obscur. Le 4 mars, les fourmis étaient toutes dehors, probablement pour prendre le frais ; elles n'avaient point oublié celle-là, et l'avaient apportée avec elles. J'enlevai le couvercle en verre de la boîte et au bout d'un instant, elles revinrent comme d'habitude dans le nid en la rapportant encore. Le 5 mars elle était toujours vivante, mais le 15, malgré tous leurs soins, elle était morte ». Elle avait survécu près de 2 mois.

Deux autres fourmis impotentes de la même façon ont survécu dans deux nids différents l'une cinq, l'autre quatre mois.

Cela suppose des soins minutieux et continuels de la

part de leurs compagnes. Enfin dans des expériences faites dans le but de savoir si les fourmis se reconnaissaient à l'état d'insensibilité, les secours que ces petits animaux se portent entre eux sont manifestes. Lubbock a chloroformé à plusieurs reprises, ensemble, un nombre donné de fourmis amies et de fourmis ennemies. Indifféremment les chloroformées furent prises par les fourmis libres, des Lasius flavus, et noyées. Mais, ajoute l'observateur, « les fourmis paraissant entièrement mortes, il n'y avait guère lieu d'attendre qu'il fût fait beaucoup de différence entre les amies et les étrangères. Je répétai donc la même expérience, mais au lieu de chloroformer les fourmis, je les enivrai. Les fourmis sobres semblaient très surprises de trouver leurs amies ivres en si piteux état, elles les prenaient, les charriaient pendant quelque temps et semblaient ne savoir qu'en faire ». Elles se décidèrent pourtant à la fin. Voici le résumé de toutes ces expériences.

« Les fourmis transportèrent en tout quarante-et-une amies et cinquante-deux étrangères. Des amies trente-deux furent portées à la fourmilière et neuf jetées à l'eau. Des étrangères au contraire, quarante-trois furent noyées, neuf seulement portées à la fourmilière, parmi lesquelles sept furent bientôt ressorties et jetées à l'eau. Je suis même tout à fait persuadé que les deux autres eurent le même sort quoique je n'aie pu m'assurer du fait par mes yeux. »

Ne sont-ce pas là des exemples frappants de secours particuliers, donnés par des animaux à des animaux malades; bien plus, donnés avec discernement aux amis, et refusés aux ennemis.

On peut même supposer que les soins ne se bornent pas là, et que les malades en reçoivent de plus directs dans la fourmilière. Ce fait signalé par Moggridge porte à le croire. Cet auteur pense que les fourmis jettent quelquefois les malades dans l'eau dans un but de traitement.

« J'ai vu, dit-il, une fourmi en porter une autre le long d'une branche dont la communauté se servait comme d'un viaduc pour arriver à la surface de l'eau, lui faire subir une immersion d'une minute, puis la remporter à grand peine et l'étendre au soleil pour qu'elle s'y remît. »

Des expériences faites par Lubbock sur les abeilles, il semble résulter qu'il n'y a chez elles aucun instinct qui les porte, comme les fourmis, à secourir leurs malades. Lubbock du moins n'en a pas vu d'exemple.

Cependant Romanes rapporte un fait constaté par Réomur. « Une abeille qui avait perdu connaissance à la suite d'une immersion prolongée fut entourée de ses compagnes qui ne cessèrent de la lécher et de lui prodiguer des soins que lorsqu'elles la virent rétablie ». Ces témoignages de compassion sont peu fréquents sans doute. Il semble, ajoute Romanes que les abeilles, comme les fourmis, se laissent plus facilement toucher par la vue d'une amie éclopée ou malade, que par les mésaventures d'une compagne en bonne santé.

On pourrait certainement réunir un plus grand nombre de faits de ce genre ; ce serait sans doute au prix de longues recherches, les animaux n'ayant guère été observés à ce point de vue spécial. Je crois que les quelques exemples que je rapporte ici suffisent à établir, d'une fa-

çon précise, l'existence chez certains animaux de sentiments de compassion envers leurs malades ; de plus, ces
sentiments se traduisent par des secours et des soins
effectifs. Ces soins sont évidemment des plus simples ;
on ne devait pas sagement s'attendre à trouver des traitements complexes, mystiques ou raisonnés. C'est chez
l'homme que nous trouverons ceux-ci. Mais à l'origine,
ces premiers traitements, quoique d'un autre ordre, n'é-
taient guère moins simples ni plus efficaces que ceux
des fourmis. Ce sont en somme des sentiments et des
actes analogues à ceux que nous avons rencontrés chez
des animaux qui ont donné naissance à la primitive médecine humaine. Nous allons en suivre les premières
évolutions jusqu'à l'apparition de l'esprit scientifique
dont elle est infiniment éloignée.

II

SENTIMENTS DES PREMIERS HOMMES DEVANT LA MALADIE.
— UNION INSÉPARABLE DES IDÉES MÉDICALES ET DES
IDÉES RELIGIEUSES. — LES SAUVAGES ACTUELS ET LES
PEUPLES ANCIENS.

La médecine, dit-on, dérive des bons sentiments de
l'homme. « Dès qu'il a existé un malade on lui a porté
secours et l'on a cherché à le guérir. » Je ne crois pas
les choses si simples et si rapides.

L'homme ne commence pas par la bonté. A l'état
sauvage il n'est pas naturellement compatissant, au contraire. Ayant besoin de tous ses efforts et de toutes ses
forces pour se conserver à lui-même sa vie, il n'a ni
l'idée, ni le pouvoir d'aider autrui. Il faut, pour qu'il
songe aux besoins des autres, qu'il soit assuré et satis-
fait dans les siens; aussi la charité a-t-elle mis des siècles
à entrer dans l'âme des hommes.

« Il faut se figurer, dit M. Renan, la première humanité comme très méchante. Ce qui caractérisa l'homme
durant des siècles, ce fut la ruse, le raffinement qu'il
poussa dans la malice, et aussi cette lubricité de singe

qui, sans distinction de dates, faisait de toute l'année un
rut perpétuel... Il se forma peu à peu un principe d'autorité. Le besoin d'ordre créa la hiérarchie. En exploi-
tant des erreurs superstitieuses, des sacerdoces s'établirent. Certains hommes persuadèrent aux autres qu'ils
étaient les intermédiaires nécessaires entre eux et la divinité. Tout cela créa des sociétés analogues aux sociétés
nègres du Dahomey...

« La famille y existait à peine ; l'enfant à cet âge reculé
ne connaissait que sa mère. Les femmes étaient le bien
commun de la tribu.

Des progrès effectués durant des siècles, au sein de
familles relativement bien douées, tirèrent de ces grou-
pements primitifs, non la liberté, non la moralité, mais
des états bien réglés où de remarquables acquisitions
purent être faites. A des six et sept mille ans de distance en effet de l'âge où nous vivons, nous apercevons
déjà trois ou quatre civilisations, ou, pour mieux dire, trois
ou quatre grandes ruches humaines ayant des règles, un
mode de vie, une langue, des rites religieux établis.
(Il s'agit de l'Egypte et de l'Assyrie). Cela ressemblait
fort aux républiques des abeilles et des fourmis. »

Nous avons vu chez les fourmis des actes indéniables
de compassion : ces petits peuples secourent leurs
malades, leurs infirmes. Dans bien des cas aussi elles
s'en débarrassent sans pitié. Chez les abeilles, il n'y a
guère trace de secours portés aux faibles. Aussi la
cruauté envers les malades est la règle chez les animaux.
J'imagine qu'il en devait être de même dans la primitive
humanité. La maladie éveilla d'abord un sentiment de

terreur, par ses seules manifestations, puis par ce fait qu'elle précédait et annonçait bien souvent la mort. Il fallait que le malade fût chéri bien profondément par ceux qui l'entouraient pour que ceux-ci pussent vaincre leur effroi et le garder simplement près d'eux. La plupart du temps, on le fuyait, on le chassait ou même on le tuait, pour se débarrasser d'une façon quelconque de cet objet d'épouvante.

Je sais bien que tout cela est conjectural, mais de toutes les suppositions logiques, elle me paraît la plus vraisemblable. Il faudrait, pour affirmer, des données qui manquent totalement sur la vie intime des familles préhistoriques. Mais si ces documents font défaut, on en trouve qui ne sont pas sans valeur dans les mœurs de certaines tribus sauvages actuelles.

La Bakalais, par exemple, peuplade à demi nomade du Congo, ne portent aucun secours à leurs malades. Effrayés surtout par l'appréhension de la mort ils les chassent de leur camp, les laissent mourir seuls, loin d'eux. Ils fuient eux-mêmes le lieu de campement dès qu'un cas de maladie s'est déclaré. Ils consultent le docteur-devin simplement pour découvrir le prétendu coupable qui a ensorcelé le malade, et pour le mettre à mort. En somme, c'est un simple sentiment d'effroi et de défense qui guide ces sauvages. Ils chassent les malades, fuient les morts et suppriment, dans les sorciers, la cause supposée des maladies.

Voici un fait qu'on pourrait rapprocher de ces coutumes, fait rapporté par Schweinfürt.

Il y avait dans la cale, dit-il, une vieille esclave malade de la dyssenterie. La pauvre femme était mourante. Tout à coup elle se mit à crier comme si elle avait été prise d'épilepsie. On ne peut comparer cette voix d'agonisante qu'à celle des hyènes affamées. Les gens de l'équipage (des nègres) la jetèrent à l'eau. Pour eux, c'était une sorcière, une femme-hyène dont la présence à bord devait nous porter malheur.

Hérodote rapporte que chez les Perses, tout étranger, ou tout citoyen atteint de leucè (lèpre) était écarté et même chassé. On le considérait comme ayant péché contre le soleil.

On voit, dans ces exemples qu'on pourrait multiplier, qu'il n'y a pas trace de compassion et de bonté, mais un simple sentiment de peur. La première médecine, la médecine purement compatissante, n'est donc pas si spontanée qu'on pourrait le croire, chez l'homme.

Dans le cas du Dr Schweinfürt l'effroi est religieux. Or les premiers essais de médication succédant très vraisemblablement à cet abandon simple du malade, le sont essentiellement. La médecine est en effet intimement mêlée au début aux croyances religieuses. Elle en fait partie intégrante et l'on ne peut séparer absolument l'étude de l'une de celle des autres. Le sentiment des premiers hommes devant une maladie est analogue au sentiment qu'ils avaient devant les divers phénomènes extérieurs nouveaux pour eux et inusités. Leurs religions et leurs idées des maladies ont donc une seule et même origine inséparable. Cela est encore manifeste chez les sauvages.

L'effroi est le premier sentiment humain et le plus dominant. Les premiers hommes ont peur devant les malades, ils ont peur devant la nature et les forces extérieures. Les premiers dieux sont des effrois personnifiés par un vague anthropomorphisme. Ce sont des pouvoirs, des esprits essentiellement ennemis et méchants. La croyance à une divinité très débonnaire et bienfaisante est tardive et bien moins répandue qu'on ne croit.

Toutes les peuplades sauvages ou à demi sauvages ont une conception commune et unique de la maladie et de la mort. Pour elles, on ne meurt naturellement que de blessures ou de faim. Toute maladie venant d'une autre cause est un ensorcellement. Cet ensorcellement viendra d'un sorcier, d'un dieu, d'un esprit, de l'âme d'un mort selon les croyances. Tous les voyageurs s'accordent sur cette idée générale chez les peuplades sauvages ; on n'en peut douter. On la retrouve d'ailleurs chez les primitifs antiques : en Egypte, en Chaldée, en Grèce.

Les Gabonais, dit le Dr Griffon du Bellay, croient aux mauvais esprits et redoutent les âmes des morts. Pour eux, une maladie est le résultat d'un empoisonnement, d'un ensorcellement ou de la vengeance d'un esprit offensé.

Schweinfürt donne de précieux renseignements sur les croyances des tribus du centre de l'Afrique qu'il a visitées. Les Bongos, dit-il, n'ont pas la moindre conception de l'immortalité ; ils ne se doutent pas plus de la transmigration des âmes que de l'existence de l'Océan. Toute religion, dans le sens que nous donnons à cette parole, est étrangère aux Bongos. En dehors du terme *Loma* qui signifie également *heur* et *malheur*, ils n'ont pas seulement un seul équivalent du mot Divinité. Quelques-uns, pour désigner le dieu des Turcs, se servent de *Loma-Gobo* qui veut dire le Supérieur; mais l'idée fondamentale est toujours celle de la bonne ou mauvaise chance. Si quelqu'un est malade, c'est le fait du Loma.

Toutefois, les esprits malfaisants, qui passent pour habiter les forêts ténébreuses et qui inspirent aux Bongos une frayeur extraordinaire, ont des appellations indigènes personnelles.

Pour les nègres de ces contrées, il n'y a pas d'esprits bienfaisants. Tous les esprits sont mauvais; ils n'en connaissent pas d'autres et vous l'affirment. L'idée d'un Créateur ou d'un Pouvoir suprême leur est absolument étrangère.

D'après eux, on n'entre en communication avec les esprits qu'au moyen de certaines racines qui permettent de conjurer le mal ou donnent la faculté de jeter des sorts.

Chez ces tribus primitives, dit Lubbock, si un homme, quelque vieux qu'il soit, meurt sans avoir été blessé, on attribue toujours sa mort à la magie.

« Aux îles Maldives, les indigènes passent la nuit barricadés dans leurs huttes, croyant l'air ténébreux rempli de génies malfaisants dont ils s'imaginent entendre les frôlements. Cela du moins se voyait encore il y a quelques années. »

, D'après Lichtenstein cité par Lubbok, les Cafres « attribuent les maladies à trois causes : un charme jeté par un ennemi; la colère de certains êtres qui semblent demeurer dans les rivières; les pouvoirs des mauvais esprits ».

Dans l'antiquité, cette terreur des esprits existait à côté de croyances plus organisées. Les Chaldéens s'imaginaient que le monde est rempli d'esprits invisibles, sans cesse occupés à faire du mal aux hommes. Ces esprits malfaisants qu'on appelait les « *esprits des ténèbres ou les tendeurs de pièges* », demeuraient partout, croyait-on, dans l'air, au fond des eaux, dans la profondeur de la terre.

Les Chaldéens attribuaient à ces démons tous les accidents et surtout les maladies : il y avait un démon de la peste, un démon de la fièvre, un démon des ulcères. Pour guérir le malade, on cherchait à chasser le démon.

Chez les Perses, ces esprits méchants étaient les Devas, soumis à Ahriman. Ils cherchaient à nuire aux hommes, tout le mal venait d'eux, mal moral et mal physique : les maladies, le froid, les épines, les mauvaises herbes, etc.

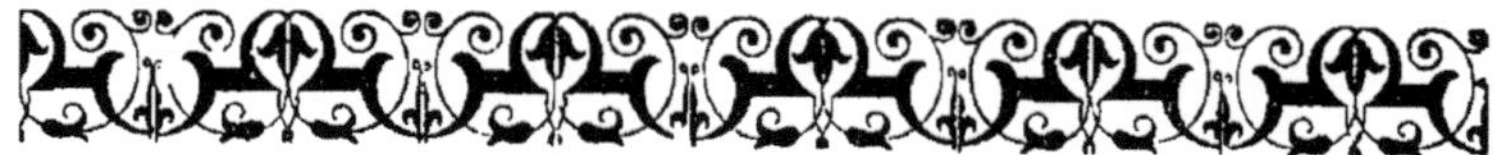

III

LE FÉTICHISME. — TRAITEMENTS DIVERS. — PRÉPONDÉRANCE DES CROYANCES SUR L'EMPIRISME NAISSANT CHEZ LES SAUVAGES ET LES PEUPLES ANCIENS.

La maladie n'est donc pour l'homme que l'influence d'un esprit méchant. Le malade est un possédé.

La première idée fut de se garder de ces esprits ; de là la croyance aux talismans, aux amulettes, aux fétiches. Partout où la médecine est dans la phase grossièrement religieuse, le fétiche règne.

Schweinfürt affirme le goût des Africains pour tout ce qui peut revêtir la forme d'une amulette. Ce sont des objets très variables : des morceaux de peau d'animaux, des plumes, des os de serpents, des morceaux de cervelle desséchés, etc. Schweinfürt compare ces amulettes aux sachets de cuir, contenant des versets du Coran, que les Nubiens portent sur eux « par douzaines ». Les Bongos, dit-il, pour échapper à l'influence des mauvais esprits, n'ont d'autres moyens que l'emploi des racines magiques dont leurs sorciers font commerce, de même que les Fakis vendent des amulettes et des versets du Coran.

On sait que la trépanation remonte à un âge très reculé : « Quand une personne trépanée mourait, on coupait la portion du crâne qui entourait la cicatrice, on la divisait en petits fragments, amulettes destinées à préserver des maladies et des mauvais esprits... Après la distribution des fragments, on en replaçait un dans le crâne de celui qui les avait fournis. Pourquoi ? Parce que dans la seconde vie, il profiterait des immunités attachées à l'amulette ».

Chez les Chaldéens et les Assyriens, les talismans étaient des bandes d'étoffes sur lesquelles on avait écrit une formule magique, ou des pierres précieuses, ou des colliers sur lesquels était gravée une image de divinité ou une formule. On portait ces talismans pendus au cou ou attachés aux vêtements ; on les plaçait aussi dans les chambres ou dans les fondations des maisons.

Ces dernières amulettes se rapprochent beaucoup de celles dont se servent les mulsumans, par leur caractère religieux. Elles correspondent à un état moins fruste de la religion.

Tous ces talismans et fétiches constituent surtout un traitement prophylactique. Elles entrent souvent sans doute dans les divers traitements curatifs, mais en partie seulement. On peut distinguer dans les médications sauvages des pratiques simples et des pratiques complexes, ces dernières constituant de véritables cérémonies publiques.

Le système médical des Bongos est excessivement

simple, dit le Dr Schweinfürt : en cas de maladie interne dont on ignore la cause, le patient est couché par terre, à côté d'une marmite et aspergé d'eau chaude au moyen d'une branche feuillue.

On trouve assez souvent et en divers lieux cette coutume plus ou moins modifiée.

Un Russe, voyageant en 1865 chez les Turcomans, tombé malade et soigné par une femme médecin du pays, raconte la visite de cette femme de la façon suivante :

« Elle fit d'abord la prière d'usage devant les saintes images, puis me salua très bas et enfin me questionna sur ma maladie. Après quoi, s'armant d'une tasse pleine d'eau chaude, elle se mit à m'en asperger et à souffler sur moi alternativement, tout en marmottant quelques mots ou de prière ou d'invocation ».

Parmi les moyens curatifs simples, un des plus répandus, c'est le bruit organisé. Les Indigènes dansent, chantent, crient, frappent sur des tams-tams, tirent des coups de fusil tout près du malade. Cette coutume est une forme très simple de traitement. Elle est remarquable en cela que tout élément religieux direct est absent de son application, sinon de son but. On essaie de chasser le démon du mal en l'effrayant ou en le fatiguant par le bruit comme on ferait pour un homme. C'est d'ailleurs l'usage en médecine d'une pratique employée généralement dans des cas singuliers.

Le bruit, dans l'idée des sauvages, chasse les mauvais esprits. On trouve dans Lubbock beaucoup de faits démonstratifs ; en voici quelques-uns :

Les Iroquois, d'après le Dr Mitchell, croient que les éclipses de lune sont causées par des esprits malfaisants. Pour chasser le démon, ils essaient de l'effrayer en criant, en hurlant, en frappant des tambours et en tirant des coups de fusil.

Les Caraïbes, dans les mêmes circonstances, poussent des cris, dansent. Ils agitent une crécelle sacrée.

Les Guayacurus attribuent les orages au diable. Dès qu'ils se croient menacés, ils sortent en armes, et hurlent de toute leur force pour chasser ce diable.

Dans le cas d'éclipse, quand la lune redevient claire, ces pauvres gens attribuent ce retour de la lumière de l'astre à leur vacarme ; et leur vacarme ne manquant jamais son effet, leur foi en sa vertu s'affermit toujours. J'imagine que c'est à cause de ses excellents résultats que cet usage s'est étendu à la médecine.

Au Paraguay, chez les Abipons, toutes les maladies, d'après le Père Dobritzhoffer, sont traitées d'une même façon. On pratique sur la partie malade des succions longues et répétées, dans l'intervalle desquelles on souffle sur cette même partie. Cela alternativement.

Au Brésil, chez les Guayacurus on mêle aux succions l'usage de fumigations. C'est le payé, ou médecin qui se charge de ces diverses pratiques. Après chaque succion, il crache, rejetant ainsi le mauvais esprit qu'il a enlevé du corps du malade. Dans certaine tribu, le sorcier crache dans un trou, creusé d'avance, pour enterrer le mauvais esprit.

La mauvaise foi des docteurs se mêle à ces pratiques. Quelques-uns cachent dans leur bouche des épines, des insectes, qu'ils crachent ensuite aux yeux du malade, comme s'ils les avaient extraits de son corps.

Les Indiens des prairies ont les mêmes coutumes, mais ils ajoutent le vacarme organisé autour du patient. Ce dernier moyen est généralement mêlé plus ou moins aux diverses formes d'exorcisme.

Parmi les remèdes simples et purement religieux il faut citer les deux exemples suivants.

L'écriture employée comme médicament est fort répandue en Afrique où les prêtres et les sorciers écrivent une prière sur un morceau de bois, la lavent et font boire l'eau au malade.

Dans tout le Soudan musulman on croit aux propriétés curatives de l'eau dans laquelle on a fait tremper des carrés de papier où sont écrits des passages du Coran.

Il faut noter dans ces derniers faits l'usage interne du remède. Jusqu'ici les pratiques étaient tout extérieures.

Après ces exemples de médications simples j'en citerai de plus compliqués restant toujours dans le domaine purement religieux.

Voici une séance d'exorcisme chez les Peaux-Rouges du territoire d'Alaska rapportée par le voyageur Frédérik Whymper : — « Un Co-Youkon nommé Larrione a entrepris de guérir un de ses parents atteint d'une affection de poitrine. La moitié du village au moins est réunie sur la place, autour du malade ; un feu à demi éteint placé au milieu de l'assistance jette de pâles clartés. A l'arrivée du docteur ou plutôt du magicien les naturels se mettent à chanter en chœur, d'une voix basse et triste une espèce d'invocation. Pendant ce temps Larrione accomplit un rite compliqué. (Le voyageur n'en décrit pas les détails.)

Grâce à la puissance de ses sortilèges, il réussit à chasser le mauvais esprit du corps du malade ; mais le démon veut ressaisir sa proie. Le magicien lutte avec son invisible adversaire et fait mine de le jeter dans les flammes. Vaincu dans ce combat simulé, il se met à courir çà et là avec des gestes de terreur et de désespoir. C'est lui qui est maintenant possédé par l'esprit des ténèbres ; il gesticule avec frénésie, pousse des hurlements, l'écume blanchit ses lèvres ; ce qui ne l'empêche pas de mêler un récitatif cadencé aux plaintes du chœur. Enfin, la cérémonie prend un caractère moins sombre ; les chants retentissent éclatants et joyeux ; le malade est guéri ; il se traîne jusqu'à sa demeure, appuyé sur le bras d'un de ses fils. »

Chez les peuplades africaines les scènes analogues sont communes. On peut en rapprocher des coutumes ordinaires chez les musulmans.

Armenius Vambery, dans la relation d'un voyage qu'il fit chez les Turcomans, déguisé en derviche, raconte les faits suivants. — « Bien souvent, l'une ou l'autre (de ces femmes) s'arrêtaient devant ma porte demandant un peu de *poudre de santé*. — C'est la poussière que les pèlerins ont ramassée dans une maison de Médine tenue pour avoir été celle du prophète ; les vrais croyants l'emploient comme une sorte de panacée pour diverses espèces de maux, — ou un *nefes* (souffle saint) pour quelque infirmité plus ou moins authentique. Je m'approchais de ma cliente accroupie sur le seuil, remuant les lèvres comme si je marmottais une prière, je posais un doigt sur la partie souffrante ; à trois reprises je soufflais avec force sur la malade, un soupir final s'exhalait de ma poitrine et l'acte solennel était accompli. Beaucoup de mes clientes éprouvaient à l'heure même un notable soulagement. »

Les Turcomans, comme les sauvages du Gabon par exemple, préfèrent les remèdes religieux à tout autre. En bons musulmans, ils ont beaucoup plus de confiance dans les *telebs* ou *mollahs* qui traitent les maladies par les amulettes, les prières et des versets du Coran, que dans les médecins, d'après M. Henri de Blocqueville.

Que l'on compare à ces diverses pratiques courantes de nos jours dans diverses parties du monde les procédés antiques des Chaldéens.

Pour combattre le démon du mal « on invoquait un Dieu puissant qu'on priait de venir combattre le démon ; par exemple le Dieu Marduk ou le Dieu du feu. On lui disait : « Feu, destructeur des ennemis, arme terrible qui chasse la peste, feu brillant et fécond, anéantis le mal ».

« Ou bien on plaçait à la porte de la maison l'image d'un dieu ou d'un génie bienfaisant afin de faire peur au démon. Des images représentaient un dieu occupé à terrasser des esprits malfaisants sous la forme d'un lion ou d'un taureau.

On croyait aussi que les démons peuvent être chassés par d'autres démons, ou même qu'il suffit de leur montrer leur propre image pour leur faire peur.

Les procédés les plus employés étaient les paroles magiques et les talismans. Pour guérir les malades on récitait sur eux une formule, celle-ci par exemple : — « *Que le démon mauvais sorte ; que les démons se saisissent l'un l'autre ; que l'esprit favorable pénètre dans son corps* ». Ou bien : — « *La peste et la fièvre qui dévastent le pays, le démon mauvais, l'homme malfaisant, le mauvais œil, la bouche malfaisante, la langue malfaisante, qu'ils sortent de son corps, qu'ils sortent de ses entrailles. Jamais ils n'entreront dans mon corps, jamais ils ne feront de mal devant moi, jamais ils n'entreront dans ma maison. Esprit du ciel, souviens-t'en. Esprit de la terre souviens-t'en.* »

On employait aussi des nœuds magiques. Voici un procédé indiqué contre une maladie de tête. « *Noue à droite et arrange à plat en bandeaux sur la gauche un diadème de femme ; partage-le deux fois en sept bandelettes : mets-le autour de la tête du malade, mets-le autour de son front, mets-le autour de ses pieds et de ses mains ; assieds-le sur son lit, verse sur lui des eaux enchantées. Que sa maladie soit emportée dans les cieux comme le vent violent, qu'elle soit engloutie dans la terre comme les eaux.* »

Enfin certaines plantes avaient le pouvoir de chasser les démons. On donnait des infusions de ces plantes à boire aux malades.

Dans l'Inde, à la période vedique il n'y a d'autre thérapeutique que des prières. On invoque, on prie, on fait des sacrifices. Les Vedas sont les témoignages de cet état de choses. D'après Daremberg il n'y a pas de divinités spéciales, toutes sont suppliées contre les maladies : de préférence pourtant les deux Aswins, « ces dieux véridiques, ces merveilleux médecins ». Dans les hymnes postérieurs la magie apparaît avec les conjurations. On trouve des chants en l'honneur de la vertu de nombreuses plantes.

Chez les Hébreux, la purification des lépreux était entourée de sacrifices. C'étaient de purs hommages à la Divinité puisqu'on ne les consommait qu'après guérison. Tout le traitement durant la maladie consistait dans l'expectation et l'isolement du malade. Le Lévitique, où se trouvent des observations relativement minutieuses d'affections cutanées, décrit longuement les sacrifices. Aussitôt après avoir jugé un lépreux guéri, le sacrificateur doit le purifier. Pour cela il fait prendre deux passereaux, du bois de cèdre, du cramoisi, de l'hysope. On égorge un passereau sur un vase de terre, rempli d'eau vive. On trempe les autres objets, y compris le passereau survivant, dans le sang recueilli. Sept fois, on en asperge le lépreux, et on rend la liberté au passereau. Huit jours après nouvelles cérémonies plus compliquées et sacrifice de deux agneaux et d'une brebis. (D'après M. Renan la rédaction du Lévitique doit être reportée après la captivité de Babylone, c'est-à-dire au VIe siècle.)

A côté des pratiques purement religieuses il faut noter l'emploi de moyens physiques qui s'y introduisent le plus souvent. Ainsi les Chaldéens, nous l'avons vu, faisaient boire des infusions des plantes magiques. Chez les Turcomans, si superstitieux, certaines affections sont combattues par des remèdes n'ayant rien de surnaturel, sans doute inventés peu à peu. « Les rhumatismes (?) sont répandus dans le pays. Une des occupations ordinaires de la femme est de masser son mari. Le Turcoman, lorsque les douleurs le prennent, se couche sur le ventre ou sur le dos et se fait aussi marcher sur le corps par sa femme et ses enfants pendant à peu près une heure. »

La plupart des séances d'exorcisme chez les sauvages sont mêlées de l'emploi de remèdes physiques. En voici une, chez les Dinkas, rapportée par Schweinfürt, témoin oculaire. Les Dinkas, peuplade de l'Afrique centrale, très croyants à la magie et aux esprits, ont des sentiments de compassion très manifestes, ce sont les plus civilisés d'entre toutes les tribus voisines. Schweinfürt compare leur degré de civilisation à l'âge de fer. Voici la séance d'exorcisme qu'il a vue chez ce peuple pour guérir une femme.

« L'incantation du Coyour, dit-il, débuta de manière à ébranler le système nerveux le plus robuste. C'était du reste cette puissance qui avait fait la réputation du sorcier. D'une voix perçante — quelque chose comme le cri d'une poule effrayée, d'une force mille fois plus grande, le magicien commença l'exorcisme qui se divisa en plusieurs parties. Le premier acte ne dura pas moins de deux heures. Ce prélude était nécessaire pour intimider l'esprit. La ventriloquie vint ensuite au secours de l'opérateur et il s'établit un dialogue entre celui-ci et le démon qu possédait la malade. Ce dialogue fut un interrogatoire dans lequel le sorcier demanda au mauvais esprit comment il s'appelait, depuis combien de temps il avait pris possession de la femme, d'où il venait, quelle était son espèce, son origine, sa parenté. Après avoir questionné pendant une heure et s'être fait donner tous les renseignements dont il avait besoin le coyour se précipita vers la forêt d'où il rapporta une herbe ou une racine qui souvent en effet contribue à la guérison. »

Chez les peuplades du Gabon, l'intervention d'un Féticheur en renom, d'un *Oganga*, est toujours une affaire solennelle, dit le Dr Griffon du Bellay. Voici d'après M. le Dr Ricard, médecin de marine, comment les choses se passent quand il s'agit d'une affection chronique :

« Avant de rien entreprendre le féticheur demande du temps pour reconnaître le genre de maladie. S'il est habile, il se hâte de traiter dès que la maladie diminue, sinon il temporise. Enfin le jour est fixé ; on construit sur la place la plus fréquentée une grande case au fond de laquelle on établit suivant le nombre des malades — (ce sont le plus souvent des femmes) un ou plusieurs lits de bambous, garnis de moustiquaires. Cette case devient le rendez-vous de toutes les femmes du village : les oisifs s'y arrêtent : on y parle ; on y joue. La malade passe une partie de la journée à se faire peindre le corps avec des poudres de diverses couleurs, et le décor est changé tous les jours. Matin et soir elle est entourée d'un chœur de femmes. Cette promenade, qui n'est d'abord qu'un tour de village, devient graduellement une course de plusieurs lieues. Le soir elle danse au tam-tam. De temps en temps le féticheur vient la regarder dans un miroir pour suivre l'effet de la médication et il ne la fait cesser que quand il a remarqué une amélioration qui manque rarement. Souvent le sujet retombe malade et le féticheur reconsulte les esprits ; il déclare quelquefois qu'il faut la mort de l'empoisonneur ; d'autres fois il prévoit tant de difficultés, qu'il demande pour la guérison un prix exorbitant et inacceptable. »

Dans plus d'un cas difficile l'*Oganga* réussit par l'application de remèdes dont il se garde bien d'ailleurs de nous dévoiler la nature. J'ai plus d'une fois constaté les insuccès de ces docteurs noirs, j'ai vu aussi des réussites heureuses et difficiles.

Le même voyageur a assisté à l'exécution d'une ordonnance d'un oganga, un Boulou, traitant une affection cardiaque. Voici la scène :

Le malade était absolument nu ; auprès de lui un grand vase rempli d'eau chaude contenait une foule de plantes diverses. Un goupillon trempait dans cette décoction. Tous les habitants du village rangés en ligne psalmodiaient un chant monotone. La femme du malade l'aspergea la première, deux fois, prononça une formule contre le mauvais esprit, formule répétée par la foule, puis cracha à droite et à gauche du malade souhaitant qu'il chassât de même le mauvais esprit. Elle passa le goupillon à son fils aîné et tous défilèrent un à un. Ce fut long. Le malade frissonnant activait d'un mot la procession. Quand ce fut fini, il cracha deux fois à son tour en marmottant une formule ; puis les femmes le frottèrent avec les feuilles cuites.

Dans un voyage à la Nouvelle Grenade, le Dr Saffray se procura des renseignements sur un temple ancien où venaient les malades. Il dit tenir ces renseignements d'un Indien descendant authentique des caciques de Turbaco. Les voici :

Le nom indien du lieu était Vurmaco. Le temple des volcans était consacré au *Cemi ou Esprit des Guérisons*. Les douzes prêtres portaient comme insignes une large ceinture d'or et un diadème du même métal. Des croissants de filigranes pendaient de leurs narines. A leur cou étaient attachées des plaques d'or représentant en relief une espèce de grenouille.

Autour des éminences que forment les soupiraux des volcans, étaient construites des huttes où l'on recevait les malades qui venaient en pèlerinage au temple. Le malade était conduit aux amas de boue formés par les bouillonnements volcaniques. On l'y enfouissait, ne laissant que la tête dehors et le prêtre prononçait les paroles sacrées pour attirer la faveur de l'Esprit.

Cela rappelle ce qui se passait en Grèce dans les temples d'Esculape. Aristophane, dans une scène du Plutus, met dans la bouche d'un esclave le récit des pratiques ordinaires des prêtres-médecins. Aristophane écrivait du vivant d'Hippocrate, plus jeune d'une dizaine d'années environ, et déjà la croyance aux rites d'Esculape était très atteinte ; mais sous les railleries du poète on peut juger exactement ce qui se passait dans les époques de foi où la médecine était toute religieuse. Voici la scène citée entièrement par Réné Menard dans la *Vie Privée des Anciens*.

CARION (L'ESCLAVE)

Arrivés près du temple avec notre malade, alors si infortuné, maintenant au comble de la félicité, de la béatitude, nous le menons d'abord à la mer pour l'y purifier.

LA FEMME

Ah ! le singulier bonheur pour un vieillard que de se baigner dans l'eau froide de la mer.

CARION

Nous nous rendons ensuite au temple du dieu. Une fois les galettes et les différentes offrandes consacrées sur l'autel et le gâteau de fleur de farine livré au dévorant Vulcain nous faisons coucher Plutus (le malade) suivant l'usage, et chacun de nous se fait un lit avec des feuilles.

LA FEMME

Y avait-il d'autres gens venus pour implorer le dieu ?

CARION

Oui, beaucoup d'autres personnes atteintes de maladies de toute sorte. On éteint les lumières, et le prêtre nous engage à dormir, en nous recommandant de garder le silence, si nous venons à entendre du bruit. Nous voilà donc tous bien tranquillement couchés. Moi je ne pouvais dormir, j'étais préoccupé d'une certaine marmite pleine de bouillie posée tout près d'une vieille, juste derrière sa tête. J'avais un furieux désir de me glisser de ce côté. Mais voilà qu'en levant la tête, j'aperçois le prêtre qui raflait sur la table sacrée et les gâteaux et les figues ; puis il fait le tour des autels et sanctifie les gâteaux qui restaient en les enfournant dans un sac. Je résolus donc d'imiter un si pieux exemple et j'allai droit à la bouillie.

LA FEMME

Misérable ! et tu ne redoutais pas le dieu ?

CARION

Si vraiment. Je craignais que le dieu, couronne en tête, ne fût avant moi auprès de la marmite : « Tel prêtre, tel Dieu », me disais-je. Au bruit que je fis la vieille avança la main, alors je sifflai et la mordis comme eût pu faire un serpent sacré. Vite elle retire sa main, s'enfonce dans le lit, la tête sous les couvertures et ne bouge plus. Moi j'engloutis une grosse part de bouillie et bien repu je vais me recoucher.

LA FEMME

Et le dieu ne venait pas ?

CARION

Il ne tarda guère..... Quand il fut près de nous je me cachai dans mon lit tout tremblant. Esculape fit le tour des malades et les examina tous avec beaucoup d'attention.....

Il vint ensuite s'asseoir au chevet de Plutus, lui tâta d'abord la tête, prit un linge bien propre et lui essuya les paupières ; Panacée lui couvrit d'un voile de pourpre la tête et tout le visage ; puis le dieu siffla et deux énormes serpents s'élancèrent du sanctuaire.

LA FEMME

Grands dieux !

CARION

Ils se glissèrent doucement sous le voile de pourpre,
léchèrent, à ce que je crois, les paupières du malade et
en moins de temps qu'il ne t'en faut, maîtresse, pour
vider dix verres de vin, Plutus se relève : il voyait. De
joie je bats des mains ; j'éveille mon maître : Aussitôt
le dieu disparaît dans le sanctuaire avec les serpents.

LA FEMME

Quelle est ta puissance, ô grand Esculape ! — (*Tra-
duction C. Poyard*).

On voit qu'indépendamment du temps et des lieux,
la médecine primitive, sentimentale et religieuse, évo-
lue de façon analogue. On peut la comparer chez les
sauvages modernes, les très anciens peuples orientaux,
les Aryas. Chez ces derniers et les sémites, plus religieux
et moins superstitieux que les autres, la médecine est
bornée au début aux prières et aux sacrifices ; on demande secours au dieu bon plutôt qu'on ne cherche à vaincre un dieu méchant. Puis viennent les pratiques de
magie, de sorcellerie. L'homme intervient directement
pour guérir les malades ; il ose mêler son action propre
à l'action mystérieuse des dieux et des esprits. Plus tard
encore l'emploi d'agents naturels apparaît. On use de
moyens thérapeutiques empruntés aux plantes, aux minéraux. Cet usage se fait insidieusement, sous le couvert
de la magie d'abord, mais c'est le commencement des
médications empiriques.

Les plantes, les racines dont se servent les Ougangas chez les sauvages, les enfouissements dans les sables chauds des volcans, les courses, les exercices précédant certaines séances d'exorcisme, les bains de mer, qu'on prenait au bord des temples d'Esculape, tout cela devait avoir des effets, si minces qu'ils fussent, et constituaient les premiers tâtonnements d'une thérapeutique profane.

Chez les Bongos, pour entretenir la force chez les malades, certaines viandes sont prescrites ; surtout la chair du goulloukou : un calao d'un fumet nauséabond. — Contre la syphilis, qui leur a été communiquée par les Nubiens, ils se servent d'une écorce riche en tannin, l'écorce de l'Heddo, qui n'a d'ailleurs aucune efficacité. Chose singulière, les fous, chez ces peuplades superstitieuses au suprême degré, sont soignés par une sorte d'hydrothérapie primitive. Ces fous sont garrottés et jetés dans la rivière où d'habiles nageurs les reçoivent et les plongent à diverses reprises. Si le traitement ne le guérit pas, l'insensé est tenu en réclusion et nourri par sa famille.

En Egypte, où la médecine était toute religieuse, certains remèdes sont connus depuis la plus haute antiquité : les lavements, les purgatifs, la mercuriale, l'ellébore. Tous ces moyens à la vérité ne faisaient qu'aider l'action divine.

L'addition de moyens physiques aux pratiques magiques ou religieuses suppose une observation, si obscure, si inconsciente qu'elle soit, des gros symptômes pathologiques et des effets réels ou fictifs des remèdes choisis sur ces symptômes.

Les Ougangas questionnent leurs malades, au milieu de leurs rites, avant d'administrer la plante magique. Evidemment il y a un rapport entre les réponses reçues et la plante donnée. Et le choix de cette plante est le fruit de la propre expérience du sorcier ou de l'expérience reçue de ses prédécesseurs. C'est de l'empirisme à l'état rudimentaire mais c'est déjà de l'empirisme.

Une coutume des Babyloniens très intéressante à ce point de vue est rapportée par Hérodote. Il n'y avait, selon l'historien grec, pas de médecins chez eux. « Les Babyloniens, dit-il, transportent les malades sur la place du marché. Chaque passant s'approche du malade et le questionne sur le mal dont il est atteint, pour savoir si lui-même en a souffert ou s'il a vu quelqu'autre en souffrir. Tous ceux qui vont et viennent confèrent avec lui, et lui conseillent le remède qui les a guéris de cette maladie ou qui à leur connaissance en a guéri d'autres. Il n'est permis à personne de passer devant un malade sans l'interroger sur son mal. »

C'est un bel exemple d'empirisme inconscient, pratiqué encore dans le peuple actuellement. On met au service du malade l'expérience générale, éparpillée dans chacun. Qu'on suppose cette expérience réunie et accrue dans un même homme ou dans un groupe d'hommes spéciaux et on aura le commencement d'une médecine disciplinée en marche vers l'observation réfléchie.

Bien souvent sans doute le choix des remèdes se fondait sur des observations fausses, auxquelles se mêlaient inconsciemment des idées préconçues, des croyances, des superstitions. Voici un exemple.

Les Arabes croient que les chevaux sont atteints de Medjoune (vers intestinaux) en mangeant de l'herbe qui a touché un serpent. Pour les guérir ils leur font avaler des infusions de Zateur. Ils disent avoir été amenés à l'emploi de ce remède par le hérisson qui chasse la vipère, la tue et l'emporte toujours à côté du zateur qu'il se met à manger avec avidité comme pour se préserver de tout accident.

Que ces essais d'observations soient puérils, incomplets, que l'invention des remèdes qu'elles procurent soit mauvaise, inutile, nuisible même parfois, cela importe peu. Les moyens de traitement ne sont rien en eux-mêmes, mais ils valent par la tendance d'esprit qu'ils indiquent. Ils sont les premiers résultats obtenus par l'homme qui cherche un secours autour de lui, dans les agents naturels, en dehors des dieux.

IV

PREMIÈRE CHIRURGIE. — CARACTÈRE BIEN PLUS EMPIRIQUE
QUE RELIGIEUX

Je ne me suis occupé, jusqu'à présent, que de médecine interne, omettant la chirurgie à dessein. C'est qu'il y a entre ces deux ordres de choses une différence capitale. La chirurgie ne traverse pas de période purement religieuse ; dès le début, elle se trouve, au point de vue pratique, bien plus avancée que la médecine. Elle est empirique d'emblée. Il s'agit, bien entendu, de la grosse chirurgie tout extérieure.

« Tandis que la chirurgie était pratiquée dans les premiers âges, le traitement des maladies internes resta longtemps inconnu. » Daremberg conteste cette allégation. « Aux premiers de ses jours, l'homme, dit-il, a été également exposé aux attaques de la fièvre et aux blessures ; de là très probablement, sous une forme ou sous une autre, l'origine simultanée de la médecine et de la chirurgie ». Certes, l'homme a été exposé également à la fièvre et aux blessures, mais il y avait ceci de différent dans les deux cas : dans l'un, dans les blessures, il voyait et comprenait la cause directe de son mal ; dans l'autre, dans la fièvre spontanée, il ne comprenait pas et s'effrayait. Cela établit une séparation foncière. Bien ou mal l'homme a besoin de comprendre ; il faut qu'il rapporte un fait constaté à une cause, avant d'agir. Si grossière, si extravagante que soit cette cause, il ne peut s'en passer. Quand aucune manifeste ne se présente, son effroi en invente de merveilleuses et divines, et ses actes consécutifs se déterminent selon ces causes.

Les traumatismes sont des choses très naturelles et très fréquentes dans la vie accidentée des primitifs. Les causes en sont simples et évidentes, et les mêmes ont des effets pareils sur les objets extérieurs. Un choc, un projectile brise un membre et brise une branche d'arbre, ou un objet familier. En face des blessures, l'esprit n'a pas souci de rien de mystérieux. La mort consécutive même ne l'effraie pas. Nous avons vu que c'est presque le seul cas de mort naturelle pour les sauvages. Dans ces conditions, ils doivent intervenir de leur premier mouvement dans les traumatismes. J'imagine que les primitifs, grossiers et rudes, devaient traiter les plaies et les membres fracturés, comme ils réparaient des objets brisés, leurs armes par exemple. Chez les tribus guerrières ou de chasseurs, la douleur physique doit être méprisée ; la sensibilité plus obtuse la rend d'ailleurs plus supportable.

Cette différence entre l'évolution de la médecine et de la chirurgie est manifeste dans les tribus sauvages actuelles ; et on peut la retrouver aussi je crois chez les anciens jusque chez les Grecs. L'empirisme pratique, qui s'introduit lentement et à petites doses dans la médecine, se développe plus librement dans les traitements chirurgicaux. Ces traitements sont d'ailleurs répandus ; chez les sauvages quoique le sorcier soigne les plaies le plus fréquemment, les blessés sont aussi secourus et pansés par leurs proches et leurs amis. En tous cas, les blessures ne relèvent pas de la sorcellerie ; celle-ci est à peine ajoutée quelquefois aux agents naturels ; c'est l'opposé des pratiques médicales dont la sorcellerie fait le fond.

Cela est si vrai qu'un Gabonais blessé s'adressera volontiers à un médecin européen, mais pour une maladie interne le féticheur a toute sa confiance.

Chez les Bongos où la médecine, nous l'avons vu, est si rudimentaire, la chirurgie l'est moins. J'ai vu, dit Schweinfürt, revenir un groupe de maraudeurs blessés chez les Dinkas et dont la plupart avaient reçu de nombreux coups de lance. Le traitement, qui fut supporté avec le plus grand courage, consista en une grande quantité de sétons formés de grosses mèches de la rude filasse du *grewia* et introduits dans la partie lésée. Il y avait entre autres un genou extrêmement gonflé qui n'était pas moins lardé qu'un râble de lièvre.

Comme résolutif ou antiseptique, les Bongos ainsi que les peuplades voisines font sur la blessure une application d'ocre rouge, seul produit minéral qu'ils emploient en pharmacie. Pour accélérer la guérison, ils font usage de l'écorce amère et astringente de différents arbres.

N'est-ce pas là un traitement complet externe et interne ?

Le même auteur raconte un fait analogue chez les Diours. Cette peuplade est remarquable en ce que seule, parmi les Africains de cette contrée, elle ne croit ni à la magie, ni aux sorciers. De plus elle est éminemment encline aux sentiments affectueux. Ils doivent certainement porter secours aux leurs atteints d'affections internes ; or, on ne connaît guère autour d'eux que des pratiques de sorcellerie auxquelles ils n'attachent pas foi. Il eût été d'un grand intérêt de voir leur attitude à l'égard de la maladie, mais j'ai cherché vainement des exemples de traitement médical chez ces tribus et je ne sais pas de voyageur qui en fasse mention. Quoi qu'il en soit, voici le fait purement chirurgical que raconte Schweinfürt : « Pendant que j'étais là, dit-il, un jeune garçon se blessa au genou. Une vieille femme mit sur la plaie une compresse de *modena abyssinica*. Pour cela, elle gratta un morceau d'écorce enlevée à une branche de cette plante si vénéneuse, exprima la sève que renfermait la pulpe ainsi obtenue, la recueillit sur une feuille humide dont elle recouvrit la blessure comme d'un emplâtre et banda l'appareil avec une seconde feuille. Je regrette de n'avoir pas pu être témoin du résultat de ce pansement. D'après Forskal, la modena pulvérisée et prise en boisson a pour effet un gonflement des membres qui est suivi de mort. »

Partout l'industrie humaine éclate dans les moyens chirurgicaux employés par les races les plus primitives. Au Dahomey, par exemple, et dans d'autres peuplades, les plaies sont suturées avec des épines. Un des moyens les plus originaux est le suivant, rapporté par Lubbock d'après M. Mocquery.

Les Indiens du Brésil, pour suturer une plaie, en font mordre les deux lèvres à une fourmi, ce qui les tient parfaitement affrontées. On peut ensuite séparer le corps ; la tête de la fourmi suffit parfaitement à maintenir la suture. M. Mocquery affirme avoir rencontré souvent des indigènes avec des blessures en train de guérir grâce à une rangée de sept à huit têtes de fourmis. Ce sont, en somme, les premières serres-fines.

Chez les Nubiens, plus civilisés sans doute, mais enfermés dans la crédulité musulmane, la chirurgie use de moyens simples, sans superstition. Schweinfürt a vu une blessure grave de la cheville par coup de feu, traitée avec des injections d'huile d'olives. Le malade finit par guérir au bout d'un temps très long.

C'est encore à propos des Nubiens que le même auteur rapporte des opérations d'une simplicité barbare.

Il ne manque pas de gens dans le pays, dit-il, habiles à manier ces énormes espadons (il s'agit d'épées avec lesquelles on tranche la tête des condamnés), qui servent même d'instruments de chirurgie. Lorsque par suite d'un ulcère regardé comme incurable, un pied ou une main doit être amputé, le membre condamné est attaché à un billot et la portion malade est retranchée d'un seul coup sans enlever l'épaisseur d'un cheveu à la partie saine. Il n'est pas rare que cette cure radicale soit opérée sur sa propre personne par le patient même : usage qui chez les Arabes remonte certainement à une haute antiquité et auquel se rattache le précepte du nouveau testament : « Si votre main droite vous est un sujet de scandale, coupez-la et jetez-la loin de vous ».

Voici une lettre adressée au général Daumas, au sujet de la médecine vétérinaire chez les Arabes, par A. Riquet, vétérinaire de l'armée.

« J'ai été frappé, de l'esprit d'observation dont les Arabes font preuve pour tout ce qui concerne les tares des membres et de la simplicité des moyens curatifs auxquels ils ont recours. Mais il n'en est pas de même pour les maladies internes : leur ignorance de l'anatomie et des différentes fonctions vitales leur font croire à une foule de causes imaginaires et faire usage de moyens de traitement que repousse la science. »

Dans l'antiquité, la différence entre la chirurgie et la médecine a certainement été identique. Ce même rapport que nous voyons actuellement chez les sauvages puis chez les musulmans, nous le retrouverons à peu près au début des vieilles civilisations. Là encore les affections internes et spontanées sont de cause divine ; les traumatiques sont de causes claires et naturelles. C'est ce qui explique, je crois, qu'on trouve peu de considérations chirurgicales dans les vieux hymnes sacrés d'Orient en comparaison des passages ayant trait à la médecine. Dans les Vedas, par exemple, on ne trouve que des soucis d'affections internes, à cause du caractère religieux qu'elles avaient dans l'esprit pieux des Aryas. Les Vedas sont des prières.

Au contraire dans les poèmes simplement narratifs, et guerriers, chez des peuples à l'âme déjà moins profondément religieuse, les faits chirurgicaux sont plus nombreux. Dans les poèmes homériques on ne trouve guère que des relations de blessures. A propos de ces poèmes on y a recherché bien des choses, entre autres des connaissances d'anatomie assez étendues ; on a réuni les termes soi disant anatomiques. Mais cette science n'est-elle pas illusoire? Ces termes ont-ils la valeur technique qui fait le terme de science ? Ne sont-ce pas des mots usuels et non spéciaux ne désignant que les grosses parties du corps. Il eût été bien surprenant que la langue grecque, dans sa richesse, n'ait pas eu des appellations différentes pour distinguer la jambe du genou, par exemple, la peau de la graisse sous-cutanée, la partie rouge et charnue des muscles, des tendons blancs et des nerfs. On trouverait une pareille anatomie des régions dans les chansons de gestes du Moyen Age.

On sait d'ailleurs que l'existence d'Homère est mise en doute par des hellénistes les plus compétents. L'Iliade et l'Odyssée doivent être considérées comme des chants de rapsodes divers, fondus peut-être sous le nom de l'un d'eux. L'Odyssée serait postérieure à l'Iliade peut-être d'un ou plusieurs siècles. Tous les renseignements puisés à cette source sont donc des faits de connaissance populaire, les notions diffuses et courantes des peuplades grecques de ces époques indéterminées. Tout cela est bien loin d'une science établie.

Quant à Podalire et Machaon, c'est je crois une idée hasardeuse de les considérer comme de purs praticiens, comme les chirurgiens de l'armée hellène. Je trouve dans Raspail une façon de comprendre le rôle de ces deux fils d'Esculape qui me paraît très juste.

— « Podalire et Machaon, dit-il, étaient deux guerriers conducteurs d'hommes, comme le grand Agamemnon qui n'était que le roi des rois présents au siège de Troie. Podalire et Machaon figurent pour trente vaisseaux et comme chefs de Trikkès et d'Ithome. »

Ils ont pour spécialité d'arracher les flèches en les coupant par le milieu et d'appliquer sur les plaies des plantes ou des sucs de plantes calmants. Les tribus sauvages ne soignent pas les blessures autrement. Cette chirurgie était répandue parmi les guerriers hellènes bien loin d'être entre les mains des seuls Podalire et Machaon. « Quand Machaon lui-même est blessé Eurypile dit à Achille « qu'il attend les soins d'un habile arracheur de de flèches ». Raspail fait remarquer en effet que le sens précis de ἰητρὸς est : arracheur de flèches. Ιατρικὴ signifie l'art d'extraire les flèches et de panser les blessures. θεραπεία : l'art de soigner et de servir les malades. Ces sens sont bien plus en harmonie avec l'état probable des coutumes chirurgicales et médicales de ces temps héroïques. Podalire et Machaon devaient n'être que des arracheurs de flèches plus habiles que les autres, connaissant des pansements plus nombreux et meilleurs. Beaucoup d'autres avaient aussi quelque expérience. Patrocle arrache la flèche de la cuisse d'Eurypile. Ulysse rend le même service à Diomède. Le même Diomède se fait panser l'épaule par un conducteur de char Sthelenus ». Achille enfin donne ses soins à Patrocle blessé. René Ménard reproduit une peinture de vase qui décore le fond d'une coupe antique représentant ce dernier épisode.

Les mœurs chirurgicales homériques ne diffèrent pas essentiellement de celles des Diours par exemple. A part de vagues pronostics selon les régions atteintes, cela se résume à une dextérité personnelle qu'on doit rencontrer chez les ogangas africains, à la connaissance très empirique de certaines plantes calmantes et hémostatiques. Et cela est trèslogique, la science n'a pas poussé d'emblée en Grèce plus qu'ailleurs. Quel qu'ait été ensuite l'avenir de ce peuple, il a dû commencer par le commencement comme tous les autres.

En résumé, nous voyons que l'empirisme est le début premier de la chirurgie. L'élément religieux n'y est qu'accessoire ou nul. Cet empirisme assez libre met aux mains des guérisseurs des moyens variés, alors que dans le même temps la médecine proprement dite toute religieuse, enfermée dans les rites, ne fait que s'aider timidement de moyens physiques, de remèdes végétaux d'origine empirique, mais gardant encore souvent quelque chose de magique ou de sacré. Quant à de la science vraie, des connaissances groupées, acquises avec méthode, il n'y en a pas trace. C'est un empirisme sans tendance à s'élever au delà du but pratique immédiat.

<h2 style="text-align:center">V</h2>

DES PREMIERS MÉDECINS. — FÉTICHEURS, PRÊTRES. — LEUR
RECRUTEMENT. — LEUR CARACTÈRE. — LEUR SITUATION.

Les premières semences d'un art ou d'une science peuvent germer à l'état latent dans l'esprit collectif d'un peuple, mais il faut pour les faire croître au delà d'un degré rudimentaire qu'un groupe d'hommes choisis se spécialisent dans leur culture. C'est une condition essentielle de développement. Il est clair que la médecine chez les Babyloniens, exercée comme le raconte Hérodote, ne pouvait dépasser un état bien primitif.

La façon dont se recrutent les hommes spéciaux qui monopolisent les connaissances d'un ordre donné, leur état général d'esprit, leurs mobiles d'action, déterminent en grande partie l'évolution de ces connaissances. Il est donc très intéressant de voir à l'origine comment se recrutaient et quelle valeur avaient ceux à qui étaient confiées les choses de la médecine.

Tout au début on peut vraisemblablement se figurer que les pères de famille, les vieillards soignaient les leurs. Tout savoir venait de l'expérience personnelle, proportionnée à la longueur de la vie. Parmi ces vieillards certains devaient être plus habiles, que des amis, puis d'autres vinrent consulter. Cela se passait à peu près comme pour les rebouteurs actuels. Pour les plaies, les fractures, toute la grosse chirurgie ce fut très simple. Quant aux affections internes l'expérience était bien plus obscure. Puis dès l'origine un élément nouveau apparut ; l'effroi religieux devant la maladie. Le premier prêtre fut le premier médecin. Les sorciers, les féticheurs, les devins, les mages furent appelés à l'aide des malades et par extension aux soins chirurgicaux.

Peu à peu, avec les organisations premières des familles, des peuplades, le recrutement de ces prêtres se réglementa vaguement. Il y eut des conditions, des habitudes, des épreuves qui conféraient le privilège d'exercer la médecine.

En général, dans les tribus primitives, c'est le mystère, la bizarrerie, la solitude où ils passent leur vie qui consacrent les féticheurs-médecins.

Au Gabon les plus renommés sont ceux qu'une existence plus ou moins ténébreuse, passée au milieu des bois, a entourés d'un certain prestige.

Le plus souvent ce sont des gens qui s'isolent, errent la nuit dans les clairières, cherchant des simples, des racines *magiques* et évoquant les esprits.

« Le Groenlandais, dit Crank, qui désire devenir Angekok, doit se retirer pendant quelque temps loin des hommes, dans quelque retraite solitaire ou dans quelque ermitage, doit y passer son temps à méditer profondément et prier *Torngarsetk* de lui envoyer un *Torngak*.

Enfin privé de toute société humaine, affaibli par le jeûne et par la tension d'esprit sur une pensée, l'imagination de cet homme se dérange à tel point qu'il a des visions, où lui apparaissent des hommes, des animaux, des monstres même. Il se persuade facilement que ce sont des esprits, car il ne pense qu'aux esprits. »

Au Brésil, pour être *payé* ou *pagé* il faut demeurer seul sur quelque montagne et jeûner pendant deux années. Chez les Lapons, même coutume avec une sévérité plus grande pour le jeûne.

Au Congo, d'après un très récent article de M. E. J. Glave, l'un des officiers de Stanley, voici comment les choses se passent. Quand un jeune garçon se décide à recevoir le *nkimba* (initiation aux mystères religieux) il tombe subitement à terre, en public, dans une fête par exemple, et fait mine de s'évanouir. On l'emporte dans le bois sacré, enclos destiné à l'initiation, toujours masqué de taillis épais, où s'élèvent les huttes du docteur es charmes, de ses aides et ses néophytes. Ceux-ci sont peints en blanc des pieds à la tête, ils portent sous les aisselles une ceinture de bambou, d'où descend jusqu'à leurs genoux une sorte de jupe d'herbes sèches. Leurs mères ou parentes déposent chaque soir, à la porte de l'enclos sacré, les aliments nécessaires. A partir du moment où le jeune néophyte a été emporté chez l'initiateur, il passe pour mort. Il est parti pour le monde des esprits, et le *nganya* (docteur) doit le ressusciter pour l'instruire avec les autres. L'instruction donnée est très obscure ; elle comprend un langage spécial permettant aux initiés de converser sans être compris du profane. L'instruction du jeune homme achevée on le ramène en pompe à sa famille sous un nouveau nom, le sien désormais. On doit le traiter comme un convalescent, et lui ne doit reconnaître personne, tel qu'un mort ressuscité nouvellement. Peu à peu il reprend toutes ses habitudes, à moins qu'il ne se destine à la carrière doctorale. C'est dans ces corps d'initiés que se recrutent les docteurs ès charmes, qui sont à la fois prêtres, médecins, et devins. Ces coutumes ne se retrouvent que dans le Bas-Congo. Partout ailleurs, le féticheur se révèle lui-même, par quelque aventure accidentelle. Ils forment une classe sacerdotale gardant des cérémonies, des pratiques qui changent selon les régions. C'est la classe des *Monganya* ou *ngaya nkisi* (Docteurs ès Charmes).

Dans les peuplades du centre de l'Afrique, notamment chez les Dinkas, les docteurs ou devins forment une institution, appelée *Coyour* ou *Cogour*. C'est une réunion de nécromanciers, de conjureurs, familiers avec les ombres des morts. Chez les Bongos, cette institution porte le nom de *Belomah*. Mais en cas de maladie grave on appelle un sorcier Dinka.

C'est là proprement un collège sacerdotal et médical. Il faut noter cette réunion en corps des sorciers. Dans la plupart des peuplades analogues les féticheurs sont isolés et ne se groupent pas ainsi.

Chez les nègres Achantis les prêtres médecins, forment une caste héréditaire desservant des temples fétiches — les Himmas. — Ces prêtres, ramassent pendant les orages, au milieu des éclairs et des coups de foudre, des aérolithes dont ils ornent leurs autels. Cela augmente la vénération des nègres.

Les Gallas ont deux sortes de prêtres, les *Lubas* et les *Kalichas*. Ces derniers exercent seuls la médecine et chassent les esprits.

Les derviches musulmans ont des titres analogues pour traiter les malades. Chacun d'eux passe pour avoir reçu d'Allah, en récompense de sa vie vertueuse le don de faire certains miracles. Ils confèrent des talismans, des sortilèges absolument comme l'oganga sauvage.

Dans l'Egypte antique, on devenait prêtre ou médecin par hérédité ; chacun était tenu à une vie sévèrement réglée, soumise à certaines pratiques. Ils devaient se laver deux fois par jour et par nuit, se raser tous les trois jours le corps entier, y compris les sourcils, ne porter que des vêtements de lin et des sandales de papyrus, ne manger ni mouton, ni porc, ni poisson, ni haricots. Ils jeûnaient souvent et devaient n'avoir qu'une femme.

Les mages en Perse, les Brahmanes dans l'Inde, forment des castes fermées et ne tirent leur aptitude médicale que de leur prestige religieux.

En Grèce les prêtres Asclépiades forment une famille, ils descendent d'Esculape et gardent le secret des remèdes du Dieu. Les premiers médecins laïques étaient des irréguliers. Esculape a pour emblème un serpent. Cet emblème ne semble pas originaire de Grèce. D'après R. Ménard, c'est une importation égyptienne qui pourrait avoir été faite par des matelots phéniciens. Ce symbole se serait répandu en Phénicie et en Syrie. Moïse, dans la Bible érige un serpent d'airain pour guérir les Israélites mordus par des serpents : « Moïse fit un serpent d'airain et le mit sur une perche et quand quelque serpent avait mordu un homme, cet homme regardait le serpent d'airain et il était guéri. »

[Esculape n'était pas la seule divinité de la médecine. Il avait auprès de lui sa fille Hygie, déesse de la santé, et Télesphore, génie de la guérison représenté sous la forme d'un petit garçon. Toute cette parenté n'est pas d'une constance absolue. Hygie est quelquefois confondue avec Athénè, la grande Divinité fondatrice et protectrice d'Athènes. Pallas-Athénè était invoquée parfois sous le nom de Minerve-Hygie par les malades. « Alors, dit R. Ménard, elle est accompagnée d'un grand serpent qui boit dans une coupe. Un bas-relief qui décore un candélabre du musée Pio-Clémentin la montre sous cet aspect ».

Tous ces prêtres médecins, féticheurs ou mages, avaient un crédit et une autorité considérables.

Dans toutes les peuplades africaines les ougangas, les membres du Coyour ont une puissance égale, sinon supérieure aux rois. Ils peuvent en effet les désigner comme sorciers et les faire condamner à mort, dans une de leurs consultations.

Au Brésil, chez les Monducurus le *pagé* est à la fois prêtre, docteur et devin. Il est à peu près tout-puissant. Ses consultations sont des oracles : on met à mort les gens qu'il désigne.

Chez les Indiens Paraguas, c'est le chef suprême de la tribu. « Libres vis-à-vis du gouvernement les Indiens le sont aussi entre eux. Quoique réunis en communauté, ils ne reconnaissent ni chef, ni hiérarchie. Le seul personnage de la tribu est le médecin ou pagé dont les fonctions ne sont jamais vacantes. Le pagé exorcise selon des rites particuliers, avec des chants, des cris et des danses, et en fumant un calumet. »

Voici pour les Esquimaux un témoignage du Dr Elk Kane. « L'Angekok de la tribu est le conseiller général. Il soigne les malades, ou panse les blessures, dirige la police et les mouvements du petit Etat, et quoiqu'il ne soit pas le chef de nom, il en a réellement le pouvoir ».

On sait quelle autorité morale ont encore les derviches musulmans, et avaient jadis les castes théocratiques d'Orient.

En Egypte, tous les prêtres n'exerçaient pas la médecine, mais certains d'entre eux seuls en étaient chargés; selon Hérodote, chacun se spécialisait pour des maladies déterminées. Or l'autorité sacerdotale était immense. Les prêtres vivaient dans les temples des revenus des domaines donnés aux dieux. Et ces domaines constituaient une forte partie du territoire total de la nation.

Chez les Hindous, les Brahmanes concentraient sur eux tout principe d'autorité. Ils avaient tous les pouvoirs religieux et politiques. C'était du despotisme sacerdotal. Ils étaient la première des castes, et leur race était d'origine divine. Brahma avait produit les prêtres de sa bouche.

En Grèce, les prêtres, quels qu'ils fussent, n'avaient aucun pouvoir étranger à leurs attributions religieuses et hors des temples, mais leur personne était sacrée et inviolable. Ils se recrutaient presque toujours parmi les premières familles de la cité.

Devant la haute situation, souvent la première, faite

aux médecins, prêtres ou sorciers, et la facilité relative des conditions nécessaires pour le devenir, on comprend aisément l'émulation de ceux qui poursuivaient ce but.

On est tenté, surtout pour les féticheurs et les devins, de mettre en doute leur sincérité. Ce serait une grave erreur de ne voir en eux que d'habiles et francs imposteurs. Evidemment on rencontre souvent chez eux de la mauvaise foi, de la ruse. J'ai cité des exemples de leurs supercheries, mais le plus grand nombre sont des convaincus.

D'après Lubbock, la plupart des voyageurs, parmi lesquels Villiams Martius, Dobritzoffer pensent que les sorciers se croient eux-mêmes doués d'une puissance surnaturelle.

La sincérité des prêtres des peuples antiques était réelle, du moins dans les points essentiels. Evidemment il devait y avoir dans le côté extérieur du culte — comme dans tous les cultes — des cérémonies, des rites pour frapper l'imagination populaire, mais au fond, les prêtres étaient des croyants pieux, exerçant avec foi leur sacerdoce, celui de médecins comme les autres.

Voilà donc entre quelles mains se trouvait la médecine primitive depuis l'état le plus rudimentaire qui est celui des nègres et des Peaux-Rouges, jusqu'à un état de civilisation déjà très élevé. Dans ces conditions, quelle science médicale était possible ?

On est en droit d'éliminer, à première vue, l'idée d'une science pure. Pour les féticheurs sauvages, la question ne se pose pas. Pour les prêtres des antiques civilisations, il faut songer que l'explication mécanique

des choses, de la vie comme de tous les autres phénomènes, n'existe pas même à l'état de tendance dans leurs
esprits et que la science vraie n'est qu'un effort progressif vers cette explication. Peut-être les savants assyriens, dans les temps très reculés, en ont-ils entrevu la
possibilité, mais d'une façon très vague que troublait
leur nature religieuse. De plus cette tendance, douteuse
pour les autres sciences, est tout à fait nulle dans la médecine, essentiellement sacrée.

Le mobile qui poussait les premiers médecins vers
leur carrière n'était donc pas le goût spécial d'étudier les
manifestations des maladies, d'en rechercher les causes
dans la succession des phénomènes. Si ce mobile existait chez quelques-uns, ce n'était qu'à l'état obscur, mal
dégagé, et perdu au milieu d'autres beaucoup plus ordinaires et plus puissants. Il y avait d'abord l'habitude de
famille, une sorte de coutume de race; puis la séduction
du rang et du prestige. Quant au goût lui-même pour
la médecine, c'était l'intérêt de guérir, de soulager des
malades; une satisfaction humanitaire, charitable et
pieuse. C'était un goût professionnel et non une curiosité scientifique. L'étude des moyens n'intéressait que
pour le but; et le désir de guérir, bonté de cœur ou am-
bition de succès, improvisait souvent sans étude. Il ne
peut provenir de là que des amas de connaissances pratiques, sans lien entre elles, réunies au hasard, non pour
elles-mêmes, pour le propre intérêt qu'elles présentent,
mais pour leur seule application. Ce n'est pas là de la
science, ce n'en est pas l'esprit. Cependant, c'est là qu'elle
se prépare et sans doute la médecine ne pouvait se pro-

duire que de cette façon puisqu'elle est ainsi toujours à l'origine.

Les sorciers sauvages s'occupent de rechercher des plantes, des racines, les seuls moyens physiques à leur disposition pour aider leurs conjurations auprès des malades. Ils acquièrent une expérience journalière peu à peu. Les plus célèbres doivent être les plus habiles et peut-être les moins sincères. Evidemment, ceux qui ont plus de foi dans leurs remèdes que dans leurs rites deviennent des chercheurs empiriques plus ou moins grossiers. Ils doivent choisir les agents qui leur ont le plus souvent réussi. Ces remèdes existent d'après le témoignage, cité plus haut, du Dr Griffon du Bellay. Hartmann l'affirme également dans son livre *les Peuples de l'Afrique*. C'est en somme de l'observation rudimentaire. A défaut d'esprit scientifique, à défaut de compassion pour les malades — ils n'en ont guère — leur intérêt propre les engage à cette observation. Leur prestige augmente avec leur succès.

Que ces sorciers s'associent et se lèguent en mourant leurs recettes personnelles ; qu'on suppose une institution, celle des Coyours par exemple, mieux organisée, avec des croyances plus cohérentes et nous aurons l'image des institutions sacerdotales de médecins antiques. L'observation médicale et l'application des remèdes va faire un pas.

Des essais d'explications de la vie et des processus pathologiques vont être tentés ; des théories vont prendre corps. Le merveilleux s'y mêle en proportion inégale aux faits réels, mais le besoin d'expliquer se fait jour. Dans l'Inde avec les Brahmanes et la philosophie indépendante qui précédait le Boudhisme, une curiosité ardente entre dans les esprits ; enfin en Grèce, ce besoin va devenir, avec les philosophes, plus calculé et si intense que nous touchons à l'aurore des sciences vraies. C'est là que la médecine va s'associer à l'esprit scientifique qui se forme autour d'elle, et plus tard lentement s'en pénétrer.

Nous allons rechercher maintenant à travers des conceptions diverses, religieuses et philosophiques, l'évolution de l'idée, des connaissances et de la pratique médicales.

VI

CROYANCES RELIGIEUSES ET THÉORIES MÉDICALES. — SÉPARATION DES DIVERSES SCIENCES ET DE LA MÉDECINE. — LA MÉDECINE EN GRÈCE ET LES PHILOSOPHES. — INTRODUCTION DE L'ESPRIT SCIENTIFIQUE DANS LA MÉDECINE.

La curiosité scientifique n'est pas primitive. Elle s'acquiert peu à peu et suppose déjà un affinement intellectuel notable. On n'en trouve pas le moindre germe chez les animaux et à peine une promesse obscure chez les races humaines inférieures. La médecine apparaît au contraire tout au début, et même nous avons pu en retrouver des éléments dans des sociétés animales.

En aucun lieu et dans aucune portion de l'humanité, l'esprit de science n'est apparu brusquement. C'est dans les premières rêveries, dans les grossières superstitions des primitifs qu'il se préparait lentement. C'est là que nous allons tâcher d'en suivre brièvement la génèse et spécialement à propos de la médecine.

Nous avons vu les incohérentes croyances des sauvages qui sont toutes leurs conceptions du monde. Chez les plus primitifs, aucune idée de divinité proprement dite ; des pouvoirs méchants, ennemis de l'homme, figurés par un anthropomorphisme enfantin et grossier, des contradictions frappantes : un sauvage redoute les âmes des morts et en même temps ne croit pas à la survivance de rien de lui après le tombeau.

Chez quelques tribus, on trouve au-dessus de cette foule d'esprits flottants, deux ou trois grands fétiches plus redoutés, et plus généralement connus. Ces Dieux n'ont aucun caractère divin ; les fidèles les prient, les insultent et les corrigent.

A ces croyances éparses, correspondent des connaissances pareilles. La médecine est toute de sorcellerie, sans expérience logique. Dans les formes les moins frustes, l'emploi de quelques moyens physiques, de plantes s'introduit. Ces derniers remèdes indiquent un commencement d'observation. Mais ce qui est caractéristique, c'est l'incohérence, le décousu de toutes les idées, des croyances, des observations et de l'emploi de ces remèdes. Il n'y a ni enchaînement, ni groupement, ni idée de suite, dans les concepts et dans les actes particuliers. On croit et on trouve au hasard sans volonté directrice.

Les croyances anciennes des peuples orientaux sont au fond du même ordre : des forces naturelles déifiées, des sentiments humains, des effrois personnifiés, tels étaient les dieux. Mais ces superstitions s'organisent. Il y a de la hiérarchie dans les Divinités et leurs puissances. De plus un élément d'une importance capitale apparaît,

A côté des dieux méchants il y a des dieux bons. Cela marque l'état plus heureux de l'homme, et que ce sentiment de bonté était en lui pour qu'il pût l'attribuer à ses dieux. C'est un commencement de compassion et de charité, dont la médecine est une forme. Il reste encore une grande part d'individualité dans la croyance aux divers dieux : tels adorés ici sont inconnus plus loin. Avec la cohésion nationale, la cohésion religieuse s'établit. En Egypte, en Asie, plus tard dans l'Inde, le cercle des Divinités se resserra ainsi. Chaque ville avec les siens adora les dieux des autres. Les mêmes changeaient seulement de nom en changeant de lieux.

Tout tend à l'unité. Croyances et connaissances se mêlent et la foi y répand un même caractère sacré. Les prêtres médecins d'Egypte gardaient en dépôt, comme les éléments du culte, leurs pratiques médicales. La tradition se fixa dans des codes écrits. Ces prêtres attribuaient l'invention de la médecine à un personnage divin Thot (Hermès) qui aurait été l'auteur de 42 livres saints, parmi lesquels six traitaient spécialement de l'anatomie, d'affections chirurgicales et des maladies des femmes. Sprengel considère cette encyclopédie comme apocryphe ; et d'autres auteurs l'attribuent aux prêtres Egyptiens eux-mêmes.

L'habitude des embaumements, et les grossières dissections nécessaires devaient accroître, dans une certaine mesure, les données anatomiques. Et en effet l'anatomie fut étudiée en Egypte dès une très haute antiquité. Un Egyptien, d'après Eusèbe, cite un roi : Athotis, comme auteur de traités d'anatomie, mais cet Athotis remonte aux temps fabuleux. D'avance on comprend quels progrès pouvaient faire ces connaissances acquises sans règle par occasion. On partait d'ailleurs de quelques notions justes pour en inventer d'autres. Des théories bizarres fondaient tout ensemble. Le corps humain était composé de trente-six parties vouées à un nombre égal de dieux, auteurs de la santé et de la maladie.

La pratique est analogue au corps de doctrine ; des pratiques religieuses où s'ajoutent des remèdes physiques. En somme, c'est la médecine des sauvages plus coordonnée : une thérapeutique pleine de superstitions, mais où éclate un besoin d'arrangement, un souci de lien logique. L'empirisme est aussi esclave de la foi, mais ses acquisitions, déjà plus nombreuses, se totalisent et se transmettent entre les mains du corps des prêtres.

Chez les Hindous l'évolution est identique. Après le polythéisme védique apparaît le Panthéisme. Au milieu de la cohue innombrable des pouvoirs divins l'esprit humain introduit son besoin d'ordre : cette foule se rassemble et finit par s'absorber en Brahma : le dieu par excellence ; et la Trimourti ne sera que les diverses activités de la même puissance prise à des moments divers de son action. C'est sous l'influence de ce mouvement religieux, que l'organisation politique se discipline, et que les connaissances se groupent et se condensent.

L'Ayurveda est le premier livre hindou où sont réunies les notions qu'on avait sur la science de la vie. Il passe pour avoir été écrit par Susruta sous la dictée de Dhanvantari, le dieu de la médecine ; mais on en a placé la rédaction aux premiers temps de notre ère. Quoi qu'il en soit les notions que renferme ce code sont mêlées d'idées bien vagues et bien extraordinaires. En voici des exemples d'après M. J. Bouillet :

— « L'air, la bile, le phlegme sont nettement indiqués comme les trois humeurs radicales de l'économie auxquelles viennent s'adjoindre les parties élémentaires (chyle, sang, sperme, urine, fèces, sueur, sang menstruel, lait) appelées à compléter la liste des sécrétions et excrétions organiques. Elles sont entretenues dans leur équilibre normal et régulier par un principe spécial, la force vitale ou autrement dit l'âme, qui est une émanation divine et dont la disparition provoque la mort.

La source du pouls réside à environ quatre doigts au-dessous du nombril et se divise en 72.000 artères, allant distribuer le sang aux diverses parties du corps.

Quant à la pathologie, nous naissons tous avec le germe de trois maladies : les *vents ou la flatulence, le vertige* et les *humeurs impures.* Suivant sa prédisposition particulière telle ou telle affection éclate de préférence chez tel ou tel individu. Le nombre des maladies particulières, dérivant de ces trois états primordiaux, est de 2887. Ces maladies sont spirituelles ou corporelles.

Deux ordres de causes les engendrent : 1° Les fautes commises dans une vie antérieure provoquent les maladies contre lesquelles l'homme est impuissant; 2° les altérations humorales provoquent les autres. »

Pour le diagnostic, les Brahmanes observaient attentivement les diverses excrétions, notamment les urines. Les Asclépiades en Grèce faisaient de même.

Le pronostic est entouré d'observations superstitieuses : une entre autres : le pronostic est favoroble, si le messager envoyé auprès du médecin rencontre celui-ci assis sur la place publique le visage tourné vers l'Orient.

Les astres, le vol des oiseaux sont interrogés. Enfin les médecins versent quelques gouttes d'huile dans l'eau ; si l'huile surnage le malade doit guérir. Chose curieuse une coutume comparable à celle-ci subsiste actuellement en Corse, selon le témoignage suivant :

« Lorsqu'une mère a des raisons pour penser que son enfant est — inpochiato ou frappé du mauvais œil — elle appelle une vieille femme experte dans l'art de conjurer les maléfices. Celle-ci avec des prières, entre autres pratiques mystérieuses, place au-dessus de la tête de l'enfant une assiette pleine d'eau, plonge deux de ses doigts dans l'huile de la lampe et laisse tomber les gouttes dans l'eau. Suivant la manière dont se comportent les gouttes d'huile l'enfant est déclaré délivré du sortilège. »

Chez les Brahmanes l'administration des remèdes est accompagnée d'invocations et de formules magiques. Pour les opérations chirurgicales, — la chirurgie était assez parfaite déjà — l'époque de l'opération, la position de l'opérateur jouaient un grand rôle.

On voit que tout est mêlé, superstitions puériles, erreurs, notions justes, mais tout cela est constitué en corps. Fausse ou vraie, c'est une œuvre où l'on trouve un plan, une idée directrice. Le temps épurera peu à peu les erreurs.

Plus tard apparaissent, à côté des doctrines théologiques des Brahmanes, des systèmes de philosophie indépendante. L'esprit cherche, plus affranchi de soucis religieux. Mais les philosophes Kapila, Gotama, Patandjali sont surtout des moralistes, au contraire des philosophes grecs qui seront des savants. La médecine néanmoins suivra ce mouvement sans atteindre la rigueur scientifique. Puis l'invasion musulmane arrêtera tout progrès et les connaissances médicales resteront contenues dans un livre le Vagadastrum ; les prêtres seuls liront ce livre sacro-saint qui fera loi. L'Inde ne dépassera pas ce stade dans l'indéfini progrès.

L'Islamisme présente l'exemple d'un culte fermé, autoritaire, supprimant les manifestations intellectuelles. C'est en somme la sensibilité, le côté sentimental absorbant tout le côté rationnel de l'esprit humain. La science est nulle : la médecine immobilisée au stade sentimental et religieux. Les moyens employés à la guérison sont déterminés, de nature religieuse pure ; toute observation est fermée. On ne cherche plus ; la foi règne. Elle a englobé quelques acquisitions antérieures, mais les découvertes rudimentaires même des sauvages ne se continuent plus chez les musulmans, dans tout ce qui touche à la croyance. De là la différence énorme entre la médecine qui est divine, et la chirurgie qui est humaine et ouverte à toutes les bonnes chances de l'empirisme. C'est bien un arrêt de l'esprit, sur le chemin et bien loin du seuil de la science.

« Ce qui distingue essentiellement le musulman, dit M. Renan, c'est la haine de la science, c'est la persuasion que la recherche est inutile, frivole, presque impie ; la science de la nature parce qu'elle est une concurrence faite à Dieu ; la science historique parce que s'appliquant à des temps antérieurs à l'Islam, elle pourrait raviver d'anciennes erreurs. « *Dieu sait mieux ce qui en est* » est le dernier mot de toute discussion musulmane.

Je n'ai point cherché, dit-il ailleurs, à diminuer le rôle de cette grande science dite Arabe. Mais cette science n'est pas arabe. Est-elle du moins musulmane ? En aucune façon ! Averroës, Avicennes, sont des Arabes comme Albert le Grand, R. Bacon, Spinoza sont des Latins. »

Au début de l'humanité, les religions même grossières sont le développement de l'esprit : c'est même le seul progrès ; mais ce premier progrès ne peut se continuer bien loin sans changer de voie, et bientôt sa direction initiale, l'idée religieuse, devient un obstacle. En effet, quand les croyances s'organisent et qu'il se forme des institutions théocratiques, le dogmatisme s'établit ; il impose son autorité étrangère aux esprits, qui ayant dépassé ce stade recherchent, hors des croyances antérieures, l'explication des phénomènes. L'islamisme est un exemple frappant de cet état de choses.

Isolée, la médecine est impuissante à s'affranchir des croyances religieuses où elle est née. On ne la voit jamais de son propre effort devenir rationnelle. Cela résulte de sa nature même.

Dans les féticheurs, dans les prêtres, les premiers malades cherchent des médecins qui savent et surtout qui compatissent. Et la compassion, encore que secondaire, est plus primitive que la connaissance. On soigne avec son cœur autant qu'avec sa tête ; c'est d'ailleurs plus commun et plus facile. Dans l'ordre scientifique le sentiment n'a rien à voir : il est tout-puissant dans la médecine naturelle. De plus des sentiments élèvent des difficultés pour les recherches nécessaires aux connaissances médicales. Les autopsies, les dissections épouvantent, choquent le respect des morts, ou les superstitions qui s'y rattachent. Dans les rares pays où on les pratique, dans l'Inde par exemple, les cérémonies religieuses dont on les entoure en font perdre tout le profit. La médecine s'enferme avec sévérité dans son but unique : guérir. Le souci de savoir est à peu près nul.

La peur de manquer le but prescrit, l'incertitude qui domine tout essai humain, enlève aux médecins curieux l'audace de l'expérience, l'initiative responsable, et les emprisonne dans la tradition. Un exemple c'est cette loi égyptienne, rapportée par Théodore de Sicile : le Code médical était « le Livre Sacré ». Les médecins ne s'écartaient des préceptes de ce livre qu'à leurs risques et périls. S'ils ne guérissaient pas alors leurs malades, ils étaient jugés et souvent punis de mort.

Il est loin d'en être ainsi pour n'importe quelle autre science à son début. Les sciences n'ont pas d'abord de naissance religieuse. Elles le deviennent parfois mais incomplètement ne l'étant pas à leur origine. Elles progressent toujours, comme elles ont commencé, en dehors des cultes.

« L'Assyrie eut, dès une époque reculée, des castes de savants et de prêtres, dit M. Renan. Elle créa l'arithmétique, la géométrie, le calendrier, l'astronomie. La science rationnelle était née. »

En Egypte, en Chaldée, les mathématiques étaient déjà avancées très anciennement. Les Phéniciens de très bonne heure ont étudié les combinaisons des nombres. Les quatre règles de l'arithmétique, les procédés pour extraire les racines carrées et cubiques; la théorie des proportions et des progressions arithmétiques et géométriques étaient connues. Pythagore puisa, dit-on, beaucoup de ses connaissances pendant son voyage en Egypte.

Les Chaldéens, inventeurs de l'astronomie, ont déterminé le mouvement moyen journalier de la lune. On leur doit « la division de l'écliptique en douze parties égales constituant le zodiaque dont les figures paraissent également avoir la même origine; la division du cercle en 360 degrés, celle du degré en 60 minutes, celle de la minute en 60 secondes, etc., ainsi que l'invention du mode de notation qui sert encore à marquer ces divisions du degré. Ils instituèrent la semaine de 7 jours, et divisèrent la journée en 24 heures ». Ce sont eux encore qui ont construit le premier instrument astronomique employé dans l'antiquité, le Gnomon : instrument n'ayant pas d'emploi pratique autre que celui d'observation pure.

Dans le même temps la médecine n'était encore qu'un ensemble de pratiques de foi. On voulait guérir : sans procéder par ordre, sans commencer par connaître et travailler pour connaître d'abord.

Aussi bien la médecine ne semble pas avoir pris place parmi les autres sciences. Elle était à part. On a découvert la bibliothèque d'un roi d'Assyrie : Assurbanipal. On y trouve des traités de grammaire, des fragments de lois, un dictionnaire de géographie, des listes de plantes et de minéraux, des catalogues d'observations astronomiques, des traités d'arithmétique ; mais elle paraît n'avoir contenu aucun ouvrage concernant la médecine.

De ces diverses sciences qui se constituaient il ne s'était pas encore dégagé un esprit d'observation général, un besoin de recherche exacte qui allât jusqu'aux choses de la vie et de là jusqu'à la médecine. Celle-ci n'avait pour appui unique que des croyances ; l'appui scientifique qu'elle devait avoir, le groupe des sciences biologiques pures n'était pas né. Bien plus ces sciences ne devaient pas naître de la médecine.

« A son berceau la médecine existait-elle comme science ? Evidemment non ! C'était un empirisme aveugle qui s'est succédé pendant des siècles en s'enrichissant peu à peu et comme par hasard d'observations et de recherches faites dans des directions isolées. La physiologie, la pathologie et la thérapeutique se sont développées comme des sciences distinctes les unes des autres, ce qui est une fausse voie. Aujourd'hui seulement on peut entrevoir la conception d'une médecine scientifique expérimentale par la fusion de ces trois points de vue en un seul ». — Cl. Bernard.

C'est en Grèce, dans ce petit coin de l'Europe que devait, chez des peuples d'origine aryenne, se continuer le développement progressif de l'esprit humain, pour arriver enfin à l'esprit scientifique et philosophique pur. C'est là qu'est née la médecine scientifique traditionnelle. C'est là qu'elle s'est déplacée abandonnant complètement son appui religieux, pour celui des conceptions rationnelles soumises à l'observation. — « On a eu tort, à mon avis, dit M. le professeur Laboulbène, d'accord en cela avec Andral, de regarder les Egyptiens comme enseignant aux Grecs les notions médicales. Les Grecs ont un génie propre ». Cela est évident; cependant, comme le dit M. Renan, « la Chaldée et l'Egypte en particulier fournirent aux Grecs, non leur génie assurément, mais les éléments essentiels de leur œuvre extraordinaire ».

Tout d'abord, il faut remarquer qu'en Grèce la religion se détend de sa sévérité : elle n'a rien de l'autorité exclusive qu'on lui trouve en Egypte et dans l'Inde. Elle laisse libres les esprits qui cherchent en dehors d'elle.

La curiosité rationnelle put s'éveiller sans péril; et ce fut là que se formèrent les deux ou trois grands systèmes philosophiques où l'esprit humain retombe toujours dès qu'il veut s'élever à une conception générale du monde.

Il y eut deux écoles philosophiques parallèles : l'école d'Ionie, et l'école d'Italie. Celle-ci idéaliste et métaphysicienne, l'autre surtout naturaliste. Thalès de Milet inaugura la seconde, Pythagore la première. Il ne faudrait pas se représenter ces philosophes comme de purs constructeurs de grands systèmes métaphysiques; ils étaient de vrais savants. Pour ne citer que Thalès qui vivait plus de deux siècles avant Hippocrate, « c'est lui qui démontra, en géométrie, que les angles inscrits dans le demi-cercle sont droits : en astronomie il enseigna que la terre est ronde, que les astres sont des terres enflammées, que la lune est un corps opaque illuminé par le soleil; que l'interposition de la lune entre la terre et le soleil produit des éclipses; il parvint à prédire une éclipse. »

Un amas de faits même très exactement observés sans idée qui les classe et qui les subordonne n'est qu'un fatras empirique. L'esprit général qui constitue une science, ce sont ces philosophes qui l'ont dégagé des diverses connaissances acquises. Ils s'appuyaient toujours sur l'observation, généralisaient trop vite sans doute, mais leurs observations avaient une suite, une idée directrice inquiète seulement de connaître. Ils faisaient de la science pure. « Les philosophes de l'Ecole Ionienne, dit M. Fouillée, ont montré que le mouvement est le phénomène auquel tous les autres viennent se réduire et que le monde extérieur est un vaste mécanisme ». L'idée du déterminisme absolu des phénomènes, que Cl. Bernard proclamera la base première des sciences expérimentales, est contenue dans cette proposition.

La médecine était alors entre les mains des prêtres Asclépiades et des directeurs de gymnase, ceux-ci ne pratiquant guère que la petite chirurgie courante. Mais les philosophes se préoccupèrent des choses de la médecine. Dans leur souci d'expliquer le monde entra celui de comprendre les phénomènes de la vie. Et ils portèrent dans cette étude leur esprit de recherche rationnelle. Ce furent surtout les disciples de l'école Italienne qui s'adonnèrent à la médecine, comme Pythagore et surtout ses disciples, Empédocle, Anaxagore de Clazomène. Démocrite, le chef de l'école matérialiste d'Abdère, succédant plutôt à l'Ecole Ionienne, écrivit un grand nombre d'ouvrages médicaux disparus aujourd'hui. C'étaient des philosophes plus que des médecins, qui faisaient surtout de la médecine spéculative. Il fallait que leur esprit se mêlât à la pratique, à la fois pour que la science ne restât pas une simple spéculation et pour que la pratique ne fût pas seulement un empirisme de hasard.

Des médecins praticiens se recrutèrent parmi ces philosophes. A la mort de Pythagore, certains de ses disciples se consacreront à la pratique médicale. Ce seront les Periodeutes, ainsi nommés à cause de leur coutume d'aller de ville en ville exercer leur profession. Ce sont les premiers médecins laïques réguliers, concurrents des Asclépiades. Il existe dès lors une médecine pratique et rationnelle séparée absolument de toute religion. Ce sont toujours des philosophes et des prêtres. A côté des différents temples s'élèvent différentes écoles. A ce moment s'opère peu à peu obscurément un affranchissement dernier de la médecine, qui sera définitif avec Hippocrate. La médecine sera séparée de la philosophie, comme celle-ci l'avait dégagée des religions ; elle sera constituée en une science autonome, faisant corps et distincte de toute autre spéculation étrangère.

Dès lors la médecine est formée telle qu'elle se développera dans la suite des temps jusqu'à nous. Sans doute il y aura des troubles, des écarts étranges. Des médecins de l'école d'Alexandrie, après Galien, égareront leur zèle de chercheurs jusqu'à ouvrir des hommes vivants pour expérimenter. Puis surviendront des moments d'arrêt, des retours en arrière, mais l'esprit de recherche, la saine curiosité scientifique que la médecine aura reçue des premiers philosophes grecs, subsistera et l'empêchera toujours de retomber dans le domaine pur du sentiment et de la religion.

Et maintenant si l'on jette un coup d'œil très général sur la médecine, depuis le début le plus initial, la suite de son développement étonne par sa simplicité régulière. L'unité de l'esprit humain apparaît toujours sous ses manifestations les plus complexes. On est trop tenté de mépriser les premières conceptions des hommes, en les considérant du haut de nos connaissances modernes. En somme, ces grosses superstitions sont les aïeules de toutes nos sciences et sortent du même sol. Il a fallu celles-là pour produire celles-ci.

Les sauvages sont d'une extrême logique dans leur pratique médicale. Ils ignorent et ne cherchent pas à différencier les symptômes des maladies. Ils voient en gros ; ils imaginent une cause unique, et c'est à elle seule qu'ils s'attaquent par des moyens grossiers mais appropriés.

La maladie est un démon ; il faut le chasser. Plus tard, quand aux rites des sorciers et des prêtres se mêlent des moyens thérapeutiques, plantes ou autres agents naturels, on ne s'attaque déjà plus à la cause seule, mais à divers symptômes observés plus ou moins inconsciemment. Aussi bien, déjà la cause du mal n'a plus une unité aussi nette dans les esprits, et à mesure que les symptômes distingués parmi l'ensemble vont se multiplier, elle va devenir plus lointaine. Que l'analyse progresse encore, la cause sera tout à fait oubliée, et l'on ne fera plus que de la médecine de symptômes. On peut suivre ce mouvement dans toute l'histoire médicale. L'effort de la science contemporaine, indiqué par Cl. Bernard, sera, après avoir précisé les symptômes, d'en rechercher la cause et de remédier à celle-ci. En somme, on reviendra, par un long chemin, dans le domaine de la réalité exacte, à ce que les premiers hommes faisaient dans le domaine du merveilleux. Eux s'adressaient à la cause générale du mal qu'ils croyaient divine, sans rien connaître des signes : les médecins savants tâcheront de s'attaquer à la cause constatée, prochaine et physique, connue d'après la connaissance des symptômes. Au fond c'est la même forme de raisonnement, c'est le même esprit faisant les mêmes efforts, à des milliers d'années de distance, avec toutes les connaissances acquises en plus.

CONCLUSION

Il me faut maintenant me résumer et conclure.

J'ai essayé de montrer que le sentiment premier, instinctif des hommes devant la maladie, c'est la terreur, n'inspirant que des actes de cruauté envers les malades qu'on achève ou qu'on abandonne. Simple chez les animaux qui n'ont aucune espèce de sentiment de la mort, cet effroi de la maladie se complique chez l'homme sauvage de l'appréhension et de la terreur de mourir. A ce moment il n'y a pas de médecine active d'aucune sorte.

Elle apparaît plus tard comme un essai de défense, puis comme un acte de compassion. On en peut retrouver des manifestations chez les animaux, surtout chez les animaux associés, notamment chez les fourmis. Il y a des faits d'assistance envers des malades, et uniquement des malades amies.

Chez l'homme, cette forme de médecine primitive, sentimentale, est immédiatement religieuse. J'insiste sur ce point qu'elle ne le devient pas, elle l'est à son origine même. Religion et médecine naissent ensemble, se pénètrent et toutes deux évoluent, non pas parallèlement, mais fondues et faisant corps. C'est sous l'autorité des religions que l'empirisme fait quelques acquisitions de connaissances médicales : anatomie, physiologie, pathologie, thérapeutique.

Toutes les sciences expérimentales ont traversé cette période d'enfance qui est l'empirisme. Mais entre elles et la médecine, il y a un point très différent. Dans les diverses sciences, dès le début, les premières observations ont intéressé pour elles-mêmes, et éveillé chez l'observateur l'esprit de recherche. C'est déjà la science latente n'ayant besoin que du temps pour évoluer.

On a pu faire de ces connaissances une application aux cultes. L'astronomie a engendré l'astrologie. Mais l'adaptation des connaissances aux croyances religieuses est secondaire : la recherche empirique a pour mobile la curiosité intellectuelle.

En médecine, au contraire, l'idée à priori, l'idée religieuse est directrice ; c'est la recherche empirique qui est secondaire et qui ne se fait pas librement, mais sous le contrôle absolu et dans le cercle des croyances. Le mobile des recherches est de pur sentiment. Le but pratique est le seul. On recherche des moyens de guérir, sans autre désir ; on observe pour appliquer au plus vite le fait observé. C'est le cœur et non la raison qu'on a pour guide.

Jamais l'esprit de science vrai ne pouvait sortir d'observations faites dans ces conditions, c'est un empirisme fermé qui reste indéfiniment de l'empirisme, adapté à un but pratique. La primitive chirurgie purement empirique à son origine ne dépasserait pas ce stade. Il a fallu que l'esprit scientifique pur se dégageât en dehors d'elle, parmi les autres sciences déjà formées, pour que la médecine devînt d'ordre scientifique. En d'autres termes, la médecine originelle, spontanée, est religieuse, sentimentale ; la forme scientifique est secondaire, acquise et empruntée.

La première s'est transmise jusqu'à nous toujours identique à elle-même, étant incapable de progrès. On la retrouve dans les coutumes populaires. C'est encore un mélange de quelques recettes empiriques et de coutumes religieuses : remèdes de bonne femme et pratiques des divers cultes contemporains ; on se fie aux vertus des médailles, des scapulaires, des messes, des neuvaines et des pèlerinages. Voilà la médecine naturelle telle qu'elle est née des bons sentiments de l'homme.

Il nous paraît simple aujourd'hui qu'on ait devant les malades des curiosités réfléchies, des raisonnements au lieu de purs élans vers une puissance guérisseuse, au lieu d'émotions de cœur. Mais il a fallu une longue évolution pour que l'esprit de recherche primât le sentiment dans la pratique de la médecine. La vraie science, en effet, ayant son but et son plaisir en elle-même, choque toujours au début, la compassion, la pitié, d'autant meilleures qu'elles sont irréfléchies. Or ces sentiments étaient tout le fondement de la médecine. Mais peu à peu l'accord des deux tendances intellectuelle et sentimentale, et leur pénétration réciproque s'établirent. Dans la médecine actuelle, la science pure travaille pour elle-même toujours, mais en mettant ses découvertes au service de la compassion et de la charité humaines.

BIBLIOGRAPHIE

CLAUDE BERNARD. — *Introduction à la médecine expérimentale.*

E. OUSTALET. — *Travaux sur les hirondelles. Magasin pittoresque,* 1891.

ROMANES. — *Intelligence des animaux.*

Sir JOHN LUBBOCK. — *Fourmis, Abeilles et Guêpes.*

E. RENAN. — *Histoire du Peuple d'Israël,* tome Ier.

SCHWEINFÜRT. — *Au cœur de l'Afrique.*

SEIGNOBOS. — *Histoire des anciens peuples de l'Orient.*

Dr SAFFRAY. — *Histoire de l'Homme (Les Ages primitifs).*

B. WERESCHAGUINE. — *Chez les Turcomans, — Tour du monde,* 1868, 2e semestre.

S. J. LUBBOCK. — *Origine des Civilisations.*

FRED. WHYMPER. — *Voyage au territoire d'Alaska, — Tour du monde,* 1869.

H. de BLOCQUEVILLE. — *Quatorze mois de Captivité chez les Turcomans, — Tour du monde,* 1866.

DAREMBERG. — *Histoire des Sciences médicales.*

LÉVITIQUE. — Ch. XIII et XIV.

Dr GRIFFON du BELLAY. — *Le Gabon, — Tour du monde,* 1865.

Dr SAFFRAY. — *Voyage à la Nouvelle Grenade, — Tour du monde*, 1872.

ARISTOPHANE. — *Le Plutus.*

Général DAUMAS. — *Les Chevaux du Sahara.*

BOUILHET. — *Dictionnaire.*

RASPAIL. — *Histoire naturelle de la santé et de la maladie chez les Animaux et les Végétaux* (Introduction).

RENÉ MÉNARD. –– *La Vie privée des Anciens*, tome IV.

E. J. GLAVE. — *Le Fétichisme au Congo, — Le Temps*, 2 avril 1891.

HARTMANN. — *Peuples de l'Afrique.*

FÉLIX MORNAND. — *La Vie arabe.*

NOMBRES. — Ch. XXI, vers. 9.

Dr DEMERSAY. — *Voyage au Paraguay, — Tour du monde*, 1865.

D^r ELK. KANE. — *Chez les Esquimaux, — Tour du monde*, 1860.

Dr BOUILLET. — *Histoire de la médecine.*

GASTON VUILLIER. — *La Corse, — Tour du monde*, 1891.

RENAN. — *L'Islamisme et la Science.*

ALFRED FOUILLÉE. — *Histoire de la Philosophie.*

GUARDIA. — *La Médecine à travers les siècles.*

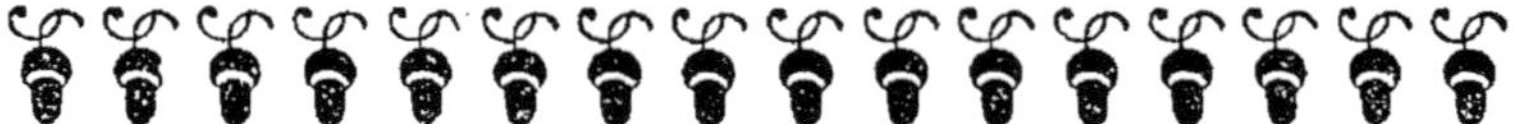

TABLE DES MATIERES

DIJON, IMPRIMERIE DARANTIERE, RUE CHABOT-CHARNY, 65.